谨以此书

向所有关爱和帮助我的亲人与朋友
致以由衷的谢忱!

域 外 随 笔

邓海生

壹嘉出版

旧金山 · 2016

版权声明

ISBN-13: 978-1534736177

ISBN-10: 1534736174

书名：域外随笔
作者：邓海生
封面题字：邓海生
封面设计：郭亚红
出版人：刘雁
开本：150×230mm
定价：US$13.99
出版：壹嘉出版
网址：http://www.1plusbooks.com
电邮：1plus@1plusbooks.com
美国·旧金山·2016

目　录

自 序

　　这本书汇集了我旅居美国十年之后所写的一百多篇短文。其中，有一百零一篇曾见诸《世界日报》家园版，有五篇曾登载于《石氏基金会季刊》，另有十余篇是从未发表过的。我写这些短文，没有预定的写作计划，也没有经过长时间的酝酿，完全依思绪所及即就而成；篇什之间，既无内容方面的关联，也不以事件的先后排序。因此，我将书名署为《域外随笔》。

　　虽是随笔，写作起来也还是遵循一定原则的。其一是有感而发。我写人写事，不是因为我喜欢舞文弄墨，而是因为这些人和事令我感动感叹或感慨，而且达到了激起我创作冲动的程度。我一直以为，作者只有将自己为之震撼的人或事展示出来，才能引起他人的共鸣；若是强将一些连自己都无动于衷的情景捏成文字，即使词藻相当华丽也是很难拨动读者心弦的。其二是有据可查。此乃《世界日报》家园版的用稿原则使然。他们要求文稿中的故事都是真实的，所以我每次总得搜集到了足够的素材再动笔，决不为了敷衍成篇而虚构情节，或是不切实际地拔高人物形象。当然，为了尽量将故事中的人物刻画得生动鲜明，免不了要做些许推演，但这种推演是合乎逻辑合乎情理的。也就是说，我赋予他们的某些表现完全与其性格特征和精神境界相吻合。这可称之为艺术真实，与改头换面的外科整容是有本质区别的。其三是有的放矢。书中有一小部分文章带有论说意味，是我对现实社会中存在的某些已显陈旧的思想观念进行过一番思考的结果。我将这些结果公之于众，目的很明确，就是想提请人们注意，在文化传承过程中，既要取其精华，也需去其糟粕。须知，历史在演进，思潮在更替，冠以"常言道"与"古人云"的某些名言警句，未必能永远保持其积极意义。

　　书中曾被《世界日报》家园版录用的那一百零一篇短文，全是我在做过肺癌切除手术一年后写成的。其中约有十来篇记述了我的一些邻里朋友在我最艰难的那段生命历程中给与我的深切关怀、热情鼓励和倾力帮助。正是他们在物质和精神两个方面支撑了我，我的康复进程才十分顺利，而且至今依旧活得精气神十足。在作这些记述时，我不止一次被他们那些不是亲人胜似亲人的举动感动得热泪盈眶。可以说，这些短文是本书中最具感情深度，最具实际意义的部分。将它们永久珍藏，正是我结集这本书的初衷。

　　《世界日报》家园版在排版时，常会由于版面的限制而将来稿进行以拼凑以字数为目的的删减。这就难免带来削足适履之痛。实事求是地说，有时还会因为个别字句的改动而使全篇失去原有的情趣。为了弥补这方面的遗憾，编这本书时我全部采用原稿。就如同孩子再丑父母也乐于示人一样，我希望大家感受到的是我的原汁原味。不过，毕竟水平有限，这原汁原味也未必多么可口，读者尽可掩卷一笑。

　　　　　　　　　　　　　　　　邓海生　　2015年12月23日

辑一

异乡琐记

可爱的松鼠

移居美国之前，常住在大城市里，野生动物极少，想看松鼠无觅处。哪晓得到了美国后，竟与这大尾巴的小家伙为邻为友，天天打交道。

我住的公寓规模很大，院内院外到处种着花草树木，是各种小动物的乐园。我进进出出总能看见几只松鼠在草坪上跑来跑去，或攀上合抱粗的红松追逐嬉戏。偶尔还能发现一只松鼠见你走近，一阵风似的就近蹿上一棵大树，绕到树干背后，再露出半张脸，骨碌着眼珠看着你，像个天真活泼的机灵鬼在跟你捉迷藏，让你忍俊不禁。

由于那些小家伙可爱，我就试着在玻璃拉门外的一块水泥地上放上花生或其他坚果引诱它们前来享用。没多久，果然有一只深灰色的松鼠嗅到果香做出了反应。起初，它小心翼翼，蹑手蹑脚，拿到一颗花生转身就跑掉。次数多了，它渐渐觉得并没有什么风险，便解除了顾虑，跟老朋友串门似的款步而来，而且天天按时光顾。看着它竖起大尾巴坐在地上，捧着食物吃得津津有味，我心中就顿生怜惜。

也就是那年夏天，我陪一位久别老友去赌城拉斯维加斯逗留了几天，全然没想到每天要喂松鼠的事。不料回家后发现玻璃拉门外的纱门右下角已被咬开了一个圆圆的小洞。不用说，这是我的那位深灰色的小常客干的。它显然是因为我忘了我与它之间达成的默契，想敲门提醒我。小生灵，真通人性!

松鼠的灵性远不止于简单的按时"吃请"。我还曾见过让我至今都惊异不已的一幕。那是一个晚秋的下午，我正在大院外的一个车站等公共巴士，忽然发现紧靠围墙的一片沙土地上蹿出了一只黑色松鼠，嘴里含着一颗乒乓球大小的硬果。它坐下来，先四下张望了一番，再将硬果放在地上，然后转过身来，支起后腿，开始挖洞。只见它两只前爪不停地往地里刨，两条前腿飞快地往后扒，沙土便喷射般地不断向后抛撒，几乎不到半分钟，一个两寸来深的洞就挖成了。随即，它毫不迟疑，将带来的硬果推进洞里，再坐回原来坐过的位置，一边用前肢将挖出的新土搂回原处，把果子盖严，按实，再轻轻将面上的浮土摊平，一边十分警惕地左顾右盼，生怕有谁窥探它的机密。最后，大尾巴一甩，爬上了路边的一颗核桃树。

这一幕表演太精彩了，我怀着极大的好奇走过去，想看看那小东西的手段究竟如何，竟无论如何都无法判定那洞的准确位置。说真的，我当下就对达尔文的进化论怀疑起来。一种小小的啮齿类动物，仅通过物竞天择就能传承下来一种在人的眼皮子下藏物隐形的生存本能，实在令人难以置信!

卖　唱

　　初到美国时我刚过花甲，尚有些余力可贾，便到一家日式快餐店打工。店老板姓王，跟太太配合默契，把自己的店经营得有模有样。

　　我是个锁不住喉咙的歌唱爱好者，每当在后面制作间做寿司或是备菜时，总爱小声哼一两支曲子自娱。按说，这是有违店规的，可是老板和老板娘竟然都对我的歌声置若罔闻，并不干预，于是我就悄悄地逐渐提高音量。有意思得很，一天我正哼歌时，老板突然撩开门帘伸进头来说："大点声唱，大点声唱！"乍一听，我以为老板在发火，便戛然打住，没想到他继续说："刚才有两个人在门口犹豫，不知该不该在这儿吃饭，一听到你的歌声，两人一脸惊喜，迈腿就进来了。"又过了一会儿，老板娘干脆进来走到我身边小声说："你的歌声带磁性，客人爱听，老板和我也都很喜欢。"自此，我在店里唱歌就基本上没什么顾忌了。

　　王老板毕竟是生意人，善于调动积极因素挣钱。一天中午，正当食客进餐的高峰时段，他当众大声宣布："朋友们，我们有位歌手，嗓音很美，你们想听他唱支歌吗？"客人们求之不得，立即同声说想听。老板的这一招来得突然，我毫无准备，不过我还是唱了，而且一曲《信天游》下来，掌声不断，惊叹声此伏彼起，好几位客人还趁我清理餐桌时往我口袋里塞小费。王老板得意极了，打那以后，他隔三差五将这盛况重现一回。店火了，我则成了附带卖唱的打工老头儿。

　　我在王老板家干了将近一年，因家里有事中止了。可是两个月后的一天，老板娘突然打电话给我，说是店里一位员工不慎脚部骨折，一时无人顶替，请我回店帮忙解燃眉之急。她的语气至为恳切，我实在不忍拒绝，急急忙忙赶到店里补缺。老板夫妇甚是喜欢，给我加薪，还有意少给我安排活路，只有为客人唱歌助兴一如既往。没几天，一位铁哥们儿悄悄告诉我，这次回店，有两个人以我年岁大手脚不利索为由进行阻拦，老板很不高兴地回了他们："邓先生来了，干多干少我不在乎，只要他唱歌，我就愿意养着他！"听到这一幕，我感触良多，既有对老板"知遇之恩"的感激，也有对自己年华老去的无奈。

　　在店里为客人唱歌，对我来说不是难事，还可增加一点小费收入，我自是乐而为之的。不过由此引出的一件憾事却让我久久不能心安。那是一个周末的中午，一对华人母女到店里边吃饭，边等着听我唱歌。可是那天老板外出了，我一个人打不开场面，没有唱。那位母亲告诉我，她来美国多年，难得有机会听中国人唱中国歌，上个周末来听了我的《驼铃》，备感亲切，这天特地带着女儿远道赶来，想再听我唱点什么，不料白跑了。我非常理解那位母亲的心情，可是不知是什么作怪，我呆头愣脑终于还是没唱。这么多年，我一想起那位母亲极度失望的神情，内心就无比歉疚，恨不得打自己一顿。

欢歌乐天年

拜父母所赐，我天生嗓子不错，从未受过什么专业训练，却让很多人以为我出自声乐科班。

也就是因了这副好嗓子，念大三时，一向不怎么唱歌的我偶然在一场联欢会上献声，一曲《草原之夜》竟引来掌声雷动，尖叫连连，很有点像时下的粉丝们遇上了自己倾慕的歌星。遗憾的是，我们这代人生不逢时，无法根据自身的特长安排自己的人生道路，入学后不能换专业，工作后不能改行，一切都得听从组织安排。因此，我自打毕业不久在本单位的职工文艺会演上拿了一枚男声独唱的"金牌"后，就极少在众人面前引吭放声，几乎沉寂了大半辈子。

退休后到美国定居，为儿孙们忙活了几年后就住进了老年公寓。那年公寓里的华人居民自办"春晚"，我禁不住上台去唱了两支年轻时常听的电影插曲，没料到也是掌声爆棚，还有人高喊"宝刀不老"！那情景还真让我有点枯木逢春的冲动。自此，我的"男独"便成了每年公寓"春晚"的保留节目。

更让我连做梦都想不到的是，在这参加者不过百人的公寓"春晚"上火了一把，竟然把我引向了一个举世瞩目的国际大舞台——维也纳金色大厅。2010年春，我在两位歌友的鼓动下，顺利考进了湾区华界音乐精英们组织的"美国和谐之声艺术团"，并以团内业余歌手比赛第一名的出色成绩于同年九月中旬随团赴欧，在那个世界闻名的大厅表演了《黄河大合唱》！尽管在二百多号人的演出阵容中，我的贡献微不足道，可那是无数知名艺术家无限向往的神圣音乐殿堂，能到它的舞台上走一回，也算不虚此生。我内心的喜悦，真不下于老一辈莘莘学子漂洋过海拿了个什么学位。

从维也纳回到美国后，我萌生了用歌唱来活跃邻里们的文娱生活的想法，便跟大伙一起努力，在公寓里组建了一个老年合唱团，每周按时集体活动。成员共三十多人，大部分是七十五岁以上的老爷爷老奶奶。但是人人热情高，兴致浓，不论是唱旧歌还是学新歌，都非常投入，非常认真，常常是活动到点了还乐在其中，意犹未尽。几年下来我们的合唱团已能演唱五十多首中外歌曲。近几年还曾两次排练专场到其他单位慰问演出。这些活动让大家觉得自己青春未老，一个个笑口常开，我自然也与有乐焉。

回首退休后定居美国的这段旅程，虽属残年暮境，却因为歌声的一路相伴而充满欢乐与精彩。看来，我还得一路唱下去!

我唱《草原之夜》

《草原之夜》是上世纪六十年代初一部中国西部电影的插曲。 说的是茫茫草原上，一位青年在沉静的夜色中一边弹琴一边思念心中的恋人，苦无鸿雁传书，只好寄希望于来年冰消雪化之时，姑娘远道而来陪伴自己的琴声。词和曲都写得朴实无华，未必能激起时下那些喜欢追求刺激的粉丝们的热爱，可是在那个不许男女相拥跳舞，不许一般人看外国电影，甚至不许大学生谈恋爱的特殊历史条件下，这首歌的出现犹如冲决了堤坝的一股洪流，一泻千里，几天之内就风靡了大江南北，唱遍了长城内外。人们的感情，特别是青年人的感情，压抑得太久了，实在是需要痛快淋漓地宣泄一下！

我那时读大三，正处于青春焕发的金色年华，对这首歌自是钟爱有加。没想到的是，它后来几乎伴随了我一生，而且有几次唱它时，在我心中留下了难以磨灭的记忆。

第一次是1962年的深秋，我随班到远离西安市一百多公里的一所县立中学去进行教学实习。学校很高兴被选为实习点，为我们举办了一个全校师生都参加的联欢会。我平时并不怎么唱歌，这一次在当时新潮的推动下，唱了刚流行不久的《草原之夜》，不料竟博得了经久不息的热烈掌声，只听得台下一声声高喊："再来一个!""再来一个!"这意外的盛况把我的同班同学都惊呆了，一个个捶着我的胸脯说："你这家伙真会保密，歌唱得这么好我们竟然一点都不知道!"也把我自己弄得既激动又茫然：那么业余的我，歌声怎地就会引起如此强烈的反响呢?

另一次是1966年的暑假，我带着燕尔新婚的妻子到北京小住了一段时间。有一次去颐和园游玩，两人泛舟于昆明湖上。那举世闻名的皇家园林在灿烂的阳光照耀下，湖光映山影，秀色可餐，让妻子一下子来了兴致，停下桨来对我说："唱支歌吧!"我也正为那云在水底，船在天上的奇异美景所陶醉，心情大好，脱口就情真意切地唱了那首《草原之夜》。这首歌我唱过无数遍，妻子也听过无数回，只有这一次，两人都沉浸在如梦如幻的幸福之中。

第三次是我来美国之初，在一家快餐店打工。有一天，老板让我唱支歌娱乐一下顾客。我匆匆忙忙放下手里的活计，来不及多斟酌便驾轻就熟地唱了《草原之夜》。我原以为老外们对这首缺乏摇滚的粗犷与刚猛的中国情歌不会多感兴趣，最多也就是跟着节拍晃晃脑袋而已。哪晓得一曲唱罢，满座欢腾，种种由衷的赞美之声此起彼伏，好几位热情的客人还赶紧跑到收银台前往我们的聚宝盆里扔小费。大约十分钟过后，一位二十六七岁的中国小伙子走到我跟前，把一张五美金的小费塞进我手心，低声说："你的歌声很有震撼力，激起了我一段非常美好的回忆，谢谢你!"说完，转身快步走出了店门，而就在他转身的一刹那，我分明看见他的眼角闪动着泪花。我不禁怅然呆立了好一阵。我在想，他的心中一定深藏着一则极为凄美的爱情故事!

第一次打工

我来美国第一次打工是在湾区一家中餐馆当打杂工。老板姓田，早年曾在青岛市厨艺大比武时一举夺魁，二十来岁就成了该市餐饮业界的一颗新星。所以后来来美国打拼没几年就闯出了一片天，经营起了自己的饭店。

尤为可喜的是田老板的女儿生得漂亮可爱又活泼大方，刚过十岁就被好莱坞的一位导演相中，主演了一部关于熊猫的儿童电影，并成了他们的签约演员。饭店里挂满了多彩多姿的剧照和明星照，星光熠熠，引来了大量影迷争睹风采，生意也随之兴隆了好一阵子。

田老板的母亲已七十出头了，头发花白，干瘦干瘦的，但挺精神，也在店里打工。老太太见我斯斯文文不像是个干杂活的，怕我误事，便反复教我如何往冷库里存放不同的肉类，如何往储藏室里存放各种蔬菜，如何洗碗才又快又干净，如何洗菠菜才不带泥沙又不致揉烂菜叶，还教我怎样一棒子敲在一条活鱼的脑门上将它打闷，再把它按在洗碗槽里刮鳞……

我在这家饭店打工，住在老板家的车库里。他的家在半山腰上，俯瞰着大半个海湾。有天晚上下班后，我和老太太就着明亮的月光坐在阳台上聊天。我问老人家："您这么大的年纪，早该享清福了，为什么还要打工？"老太太说："国内还有一儿一女，我老头子过世早，没有给他们留下什么，我心里过不去，总想趁着还有点气力，挣点钱，给他们一点帮补。"我又问："老板在工资上对您有点照顾吗？"她凑近我的耳朵低声说："有是有，很少。不过我知道，他也有难处。"

老太太时时牵挂国内的儿女，对眼前儿子的事业更是尽力又尽心。跟许多上了年纪的人多虑多疑一样，她最怕自家饭店门前冷落，一遇上吃晚饭的客人略有减少，她就会悄悄对我说："快把工作服换下来，去附近几家餐馆打探打探，看看他们的生意怎么样。注意不要让人家发觉！"我清楚，我的打探起不了任何作用，但我还是煞有介事地去做，一是转两圈回来说点好听的让心神不安的老太太得点宽慰，二是我打了一天的杂，也确实有点累，正好借机出去轻松轻松。

老太太到底是年逾古稀的人了，眼神和腿脚都比不得往常。有天早晨，老板和老板娘急于到超市打货，早早开车走了，让我和老太太自己乘公共巴士上班。我们俩刚一下山，就看见一辆公共巴士正在接近对面的巴士站，老太太急了，不管三七二十一就往马路对面冲，不想那公共巴士后面突然飞快地驶过一辆小轿车来，眼看就要出事，亏得那轿车驾驶者眼疾脚快，来了个紧急刹车，四个车轮在路面留下两道十多米长的深黑色磨痕后戛然定住了！老太太顿时吓得脸色煞白。我赶过去时，她一把扶住我的肩头，久久迈不开脚步。过了一阵，我问她为什么要拼命去赶那趟车，她惊魂未定地说："我当时只想着误了这趟车，就得再等半个小时，店里没个人帮着照应一下，不知会乱成什么样子，别的我就全都顾不上了。"老太太的话让我不由得发出一声长长的叹息。

男士时装秀

四年前，邻居张先生、刘先生和我一时兴起，排练了一个叫《男士时装秀》的节目．三个人都年逾古稀，腿脚不复青壮年时灵便，身板也略见僵化，可是节目一推上舞台，竟是演到哪里火到哪里，让观众个个笑得合不拢嘴。也难怪，对常人来说，魔鬼身材的妙龄模特儿在丁字台上走秀，只能在荧屏上见，想面对面地看真人表演，那绝对是一种奢望。如今，几个老胳膊老腿的白头翁亮相晚会舞台，一板一眼地"装模""作样"，自然是既新鲜又逗笑！

排练这个节目的艺术指导其实就是我们三人中最年轻的张先生．这位小老弟能唱会演，退休后曾在国内一个老年俱乐部风光过几年．来美国后正愁无处续粉墨之际，住进了我们华人成堆的老年公寓，再显身手，成了自办"春晚"的要角。他指教甚严，不论哪个动作欠火候，都要我们一次又一次地重来，连谢幕的动作都要再三推敲，反复练习。年岁不饶人，几个来回的双目平视走台步就能折腾得人两颊沁汗，近三分钟的前进，横移，穿插与迴环，更让人晕头转向。我和刘先生都是从没受过这类夹磨的生手，这回可真是领教了"台上一分钟，台下十年功"的艰辛。

舞台时装秀，音乐不可或缺，好的音乐既可统一步调，又能营造气氛，是整个演出的一大支撑，所以选曲子颇有讲究，也费了我们不少心思。似有神助，有一天我们无意中发现了一首藏族歌曲，伴奏以强势打击乐为主，气势夺人，节奏分明，略带沙哑的男低音充满雪域高原的神秘意蕴，很有震撼力，三人一听就一致认定这是伴奏的不二之选。现在想来，在后来的一系列演出中我们都有上佳的发挥，这曲子的提振作用功不可没！

要说，我们的表演并不复杂，也就是踩着"咚嚓咚嚓"的节拍走几步来一组人体造型，再走几步来另一组人体造型，如此轮换下去，总共也就是两分五十秒。但是我们很享受自己的演出。那些造型都是我们各人根据自己的审美情趣设计的，或送目远眺，或叉腰侧视，或托腮沉思，或抬手迎客……都满有雕塑趣味。每到这些造型定格一两拍，观众新奇得"哇"的一片大笑，我们也会因为出了彩而暗自乐滋滋。而最让我们振奋的是，三人并排站在了舞台最前沿后，有一个转身一百八十度，再迈步向台底走，同时右手将所提的西服甩上右肩的桥段。这一转，一迈，一甩，又潇洒又帅气，每每引来台下一片掌声，我们自己也美得嘴角直往上翘，很快进入佳境，演得越来越顾盼含情、步步生风。

弹指之间四年过去了，我们三人又老了一截子，可是偶尔上台秀那么两分多钟，也依然不减当初的那份生猛与大气。热情的邻里们笑着说："这三个老玩童，上台扭几下还真像那么回事!"

挂字上墙

我的毛笔字写得并不好，充其量也就是个忽悠忽悠初中生的水平。但是我喜欢把一些自认为写得还有点看相的习作挂在起居室的墙壁上，办个展似的晾一段时间。不是自赏自怜，也不为装点陋室，仅仅是为尽快提高手头基本功而采取的一种措施。这措施源自我的练字过程。

因为爱好书法，退休后专门买了一方名为"水写布"的新产品，每天临池练习。很有意思，用毛笔蘸着清水在那布上挥洒，水迹便墨痕般很逼真地显示出字的笔画来，纤毫靡遗，几分钟后，水迹干掉了，再重复使用，又方便又经济，让我很热衷了一阵子。不过久而久之，我发现这个又方便又经济的练法比起真刀真枪的实战来，还是颇有些差异。实战是要放点血的，像样的文房四宝都不很省钱，所以书写时要聚精会神，对章法、字法、笔法都得有所斟酌，写完还要花些时间进行分析。其练字效率较之并未真正进入角色的水写显然要高得多。于是我规定自己除日常以水代墨以布代纸的节俭练习之外，每半个月还要实战出几幅字来，认认真真地挂在墙上作参照，名之曰"粗练与精练相结合"。

字上不上墙，视觉效果是不一样的，原以为还看得过去的一幅字，

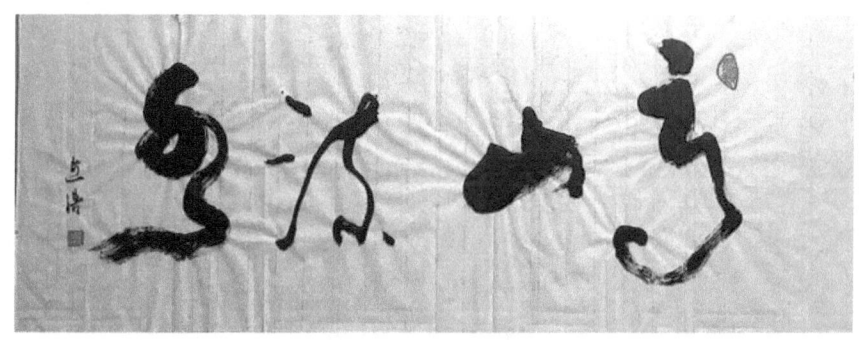

我早期的挂墙横幅

一旦上了墙，立马就原形毕露，显示出种种败笔来。所以有俗语说，"字怕挂"。字为什么怕挂？我想跟看字的视角有关。把字摊在桌面上坐着看，存在近大远小的透视变化，整幅字的布局，每个字的间架结构，以及每一笔画的走向，都会有不同程度的失真；挂在墙上看，各字与眼睛的距离差别甚小，透视效应不明显，看到的几乎就是真实的原貌了。也正是这个缘故，更促使我要经常挂字上墙，以便暴露问题，弥补不足。

字上了墙，看得真切，那观感却又并非一成不变。说实在的，大凡上了墙的字，开始时我瞧着总觉得还算满意。可是日子长了，就越看它越不顺心。要么这个字结构欠佳，要么那一笔劲道不足，再不然就是谋篇失当。到了实在看不下去的地步时，我就不得不另写一幅取而代之了。不过取代时我的心情并不沮丧，不光是不沮丧，还有点窃喜，因为一位精通书法的老者辅导我时曾说过，越来越觉得自己的字丑不是坏事，那表明你在不断精进。

把字挂到墙上，还能起点自我推销的作用。有几位不太熟悉书法的朋友到我家，看到墙上挂着十几个不同的镜框，全都镶有龙飞凤舞的毛笔字，还盖有大小不一的印章，以为都是很上档次的作品，一通夸赞之后，竟还向我索要"墨宝"。我多少还有点自知之明，很清楚自己的书艺不过尔尔，但是我十分乐意满足朋友的要求，因为做这事，为了不辜负友人的期待，我会调动我的全部积极性，投入我的全部心力，一张写不好，再来一张，仍不理想，又重新来过，直至自认为拿得出手方罢。粗略估计，我每送出一幅字，至少要重复写六至八回。这个过程对我的磨炼绝对远胜于前面所说的自我实战。所以每次把字交到朋友手中时，我都会由衷地说一声："谢谢你给了我一次很好的学习机会！"

按说，挂字上墙值得一提的效果也还有一些，比如一幅意蕴深邃神完气足的书法佳作挂到墙上，还真能让人觉得墨香四溢，蓬荜生辉。遗憾的是，我的书写功力离这个境地相差太远，只能寄希望于日后坚持不懈地努力了。

步行变奏曲

年逾古稀，身子骨就出现了明显的衰颓，不要说承受不了大运动量的疾跑猛跳，连跳绳踢毽子有时都会引起意想不到的麻烦。家庭医生说："到了您这个岁数，每天步行个几十分钟就好。"

我住的老年公寓是由东西南北四条大街围成的长方形街区。院墙外的水泥人行道又平整又干净，行人也不多，常有老年人沿着它遛弯健身。我得到医生的指点后，也成了他们中的一员。

我早晚各在那条人行道上环绕两圈，总共耗时约三十分钟。不知是哪根神经作怪，我这个既不上班又无须照看儿孙的大闲人，每天虚掷的时光并不很少，却偏偏把这区区的步行三十分钟看得格外金贵，有事没事总要在它身上折腾点花样出来，以提高它的使用效率。开始步行那会儿，我觉得闲庭信步式的蹓跶，额头不冒汗，心跳不加速，起不到锻炼身体的作用，便脚跟先着地，臀部左右扭，胳膊大幅摆动，完全以竞走的方式进行。这半跑半走的运动方式还真的帮到了我，没多久，我僵僵的腰杆竟变得活泛多了。

2012年年初，我被诊断出患了肺癌，医生开刀切除了我右肺的上面两叶，叮嘱我多做深呼吸，以充分发挥残肺的功能。出院两星期后，我恢复了步行锻炼。首先想到的就是把竞走改成踩着步点调息，跨出三步来一次深呼，再跨出三步来一次猛吸，如此反复不断。幸运的是，我的这一招还挺管用，坚持三个多月后，开刀带来的动作大了会气喘，爬个小坡呼吸也会紧张之类的现象基本消除，就好像我根本没做过切肺手术。

再后来，我又不以深呼吸为满足了。走到街上，专盯行色匆匆的中青年老外的步子，再调整自己的步速，强制自己跟人家同步前行。习惯成自然。不到两个月的工夫，我一上街就会不由自主地步履匆匆，也不感吃力。有一天老伴陪我上街买东西，没走多远就打退堂鼓了："你自己去吧，你现在走得太快，我跟不上！"

弄得我只好减速陪夫人。

每天三十分钟的步行，使我的健康得益，也让我学得了不少东西。去年中秋节前一个月，公寓里的华裔居民准备办一个中秋联欢会热闹一番。我别出心裁，决定在联欢会上背诵唐诗《琵琶行》为大家助兴。《琵琶行》是首长诗，八十八句，凡六百一十六言。我怕记不住，就把全诗抄写在一张纸上随身携带。上人行道晨练时，我边走边背，遇上行人时默念，没人时大声朗读，想不起来就掏出纸头看一眼。这办法倒也行之有效，登台表演时我居然背诵得顺畅无碍，一字不差。邻居们惊异得不得了，一个劲地夸我脑瓜子好使。其实我哪里是脑瓜子好使，也就是笨鸟借着步行的时间先飞了一个月而已！

公寓义工

在美国，做义工是很寻常的事，不论男女老少，只要体力和时间允许，都会很乐意地参与其中。我们这个老年公寓入住的最低年龄是六十二岁，四百来位居民大都已老弱病残，也还有一百多号人坚持从事义工服务。

公寓里的义工服务涉及的范围很广，逢年过节组织联欢会，定期给居民发放食品或销售果蔬，有突发事件时出面处理，培育院内花木，在图书室整理报章杂志，护理行动不便的老者，帮慈善机构编织供施舍的衣物等，都在其列。不同的服务有不同的特点，所以当义工的人最好能大体做到人尽其长。

培育花木的义工，主要负责一大片月季花的生长繁殖。养花没有种土豆那么简单，秋后要剪枝，春回大地后要适时浇灌，还要根据它们的长势作针对性的施肥，其后还可能要作弥补性的追肥，都有一定的技术含量，所以参与者大都有些起码的园艺常识和爱好。由于这个团队分工合作，配合默契，工作颇见成效，每到开花季节，深红的、粉红的、白的、浅黄的，金黄的花朵又大又鲜艳，在满眼的青草绿树之中显得格外赏心悦目。常有老人在花前流连观赏，甚至还引来一些业余爱好者摄影或写生。

整理报章杂志的工作不像培育花木那样有很强的技术性，但也不可虚与应付。到图书室来读书看报的人未必人人都很注重小节，部分人会在阅读完毕后随手将读物一扔就转身离去，不及时处理，图书室很快就会凌乱起来。这就需要当职的义工腿勤手不懒，常去那里看看，归置一下。此外，公寓居民的流动性很大，常有新成员进来，向他们宣传阅览规则便成了义工的一项经常性工作。

我曾有机会在图书室中文部当过几年义工。趁着每天几次巡视的机会，读了不少传记文学类的文献资料，获得了很多以前不曾接触过的信息。这情形使我感到当义工固然得有所付出，从另一个角度来看，它也是一个受益的过程，只不过是不同的义工，得到的回报不同而已。

难度最大的义工是侍候生活难以自理的老年人，有的需要推着轮椅陪他们在户外走动，有的需要给他们喂饭，还有的需要帮他们如厕。做这些事，少不得一些护理知识，更需要非同一般的爱心与奉献精神。前几年，有位退休的老大夫做这方面的义工尽心尽意任劳任怨，硬是坚持到她自己得了绝症卧床不起才停下来。她辞世后人们一直怀念她的美德，并把她的事迹奉为楷模。

活跃的义工服务为老年公寓节省了大笔开支，使居民的晚年生活更加多彩多姿，也让这个来自四海五洲的国际大家庭充满友爱与温馨。每年，公寓管理者都会组织一次盛大的义工表彰会，给每位义工活动参与者颁发一方精美的奖状和很有意义的奖品。有一年，市长还特意亲临会场致辞，并分别与每位获奖者合影。欢腾热烈的气氛比过年还振奋人心。

淘 宝

　　来到美国，见识了一种很平民化又很简单的买卖方式——"车库交易"（garage sale）。谁家派不上用场或已"失宠"的东西积存多了，既占地方又碍眼，找个晴和的周末，把它们摆在车库门前标个价码卖了，为自己完成了一次杂物大清仓，又为他人提供了廉价购物的机会，是乐事，也是好事。

　　我很欣赏美国人的这种务实态度：有用的，留下；没用的，处理掉，决不为鸡肋所累，颇有些拿得起放得下的洒脱，也不乏与时俱进的趋前意识。同时我也为数以亿计穷怕了的国人同胞心酸，连缺胳膊断腿的桌椅板凳都要尘封几十年，既舍不得扔，也不思谋卖，总担心哪天还得用它支撑门面。

　　我的华裔邻居对"车库交易"感兴趣的也大有人在，特别是几位善于精打细算过日子的持家好手，只要发现街头新贴出了黄黄绿绿的"车库交易"广告，星期六早上准会背上背包，提着布袋，按照广告的指示一一走访。大体说来，他们每次出动多少都会有所斩获，或衣物，或炊具，或小型电器，不拘品类。当然都只是几块钱的花销，绝对物超所值。

　　一个便宜三个爱。几位"车库交易"常客的可喜业绩让周围的朋友很是眼热，参与"车库交易"的队伍日渐壮大起来。现在，每周六上午

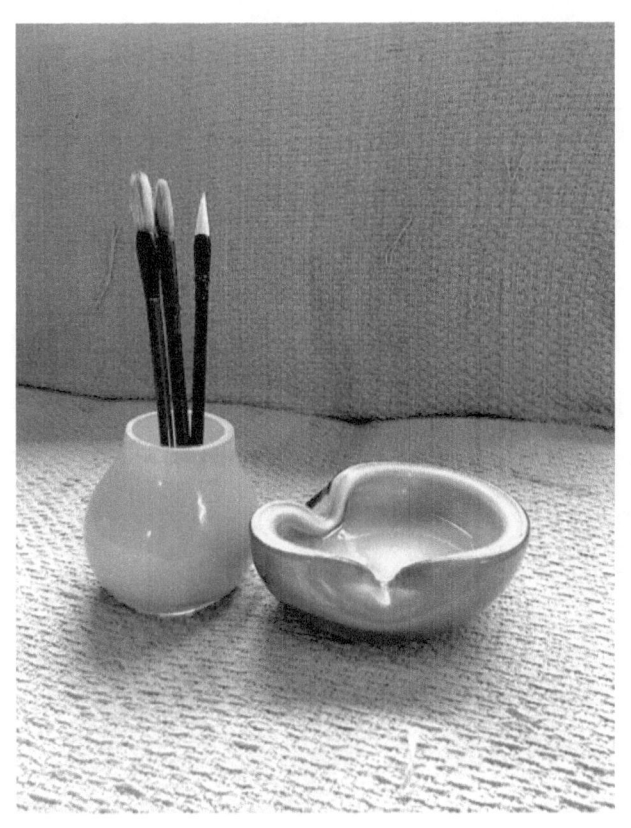

淘宝所得

总有好几拨人呼朋唤友，相跟上街寻找"车库交易"点，一路上有说有笑，且行且乐，焕然成了街头的一道亮色。人们为他们这项活动冠了一个很时尚的名字，叫"淘宝"。

说实在的，这帮人其实都是衣食无忧腿脚还算灵便的老者，他们什么都不缺，淘来的"宝"也未必是什么急需品，有的甚至一拿回家就又积压起来，久久不见动用。可是他们就是乐在其中，爱凑那个热闹，喜欢那种用半生不熟的英语跟卖主讨价还价终于杀下一美元的成就感。

实不相瞒，我也是那淘宝队伍中的一员。不过我的兴趣不在一般的家用物件，而在色泽鲜艳、造型优美、做工精致的玻璃工艺品。这事源于几年前的一次偶得。那也是一个周末，我无意中路过一个人头攒动的"车库交易"点，怀着好奇心凑过去看了看，不料一眼就发现在一大堆杯盘碗盏之中，蹲着一个十分惹眼的异型容器，绿得油光闪亮且晶莹圆润，恰似由一块碧玉打磨而成。我把它拿在手中细细端详，那厚实的器壁稍作卷曲，如荷，似贝，在像与不像之间让人奇思妙想无限。我实在是爱不释手，连价都没有还就把它买了下来。而且自此，通过"车库交易"搜寻有观赏价值的玻璃工艺品便成了我的爱好。

至今我还不知道这个让我如此称意的奇异器皿的名字，也不知道原来的主人拿它装什么，可是我已跟它结下了深深的情缘。我每天用它盛满清水，再用毛笔蘸着清水在水写布上练习书法。它静静地侍立于我的案头，陪伴我笔走龙蛇，将它那古朴典雅的意态展示得淋漓尽致。我每看它一眼都觉得赏心悦目不忍移眸，寂寞无绪时还会借助它消愁解闷。我们之间，已有灵犀相通。

修 鞋

　　美国人在衣着方面，没有"新三年，旧三年，缝缝补补又三年"一说。特别是穿鞋，一双新鞋上脚，穿到有些磨损时，不是通过"车库交易"卖掉，就是附上一张纸条，放在街边让人免费拿走，再不然就干脆扔进垃圾桶，很少有人会想到把它修补一下再继续穿。

　　这事在中国，处理起来就完全不同了。不论是断了线，脱了胶，还是鞋底磨变了形，都可以请修鞋匠人来个妙手回春，延长它的使用寿命。我住北京时常穿皮鞋。如今的皮鞋，做工改进了不少，断线脱胶的现象已不太常见。可是任你什么品牌的鞋，那后跟的磨损总是不可避免的。所以我还是得经常光顾修鞋摊，求人修补。

　　有一次，我找的是一位上了点年纪的鞋匠。他让我坐在一个小板凳上，脱下鞋，再把双脚踏在一张硬纸板上等着。老师傅头发花白，还戴了副老花镜，但是手脚依然麻利。从剪橡皮补块，锉粘结面，上胶粘合，到最后的打磨修饰，总共还没用到十分钟。老师傅把鞋递给我时满脸带笑地说："穿去吧，我保证你把这补块磨成了薄膜也不会脱胶！"我接过鞋端详了一阵，老人家的手艺精得几乎看不出修补的痕迹，十分令人满意，于是顺便问了问他用的什么胶。他告诉我那胶叫"三秒"，干得快，又粘得牢。

移居美国时，我和老伴都已年过花甲，没有精力跑跑跳跳，连散步都一年比一年缓慢，所以对鞋子的损伤比以往要小得多。然而鞋底蹭路面的问题始终还是存在的。我老伴就有一双白色旅游鞋，因为很合脚，又轻便，便久穿不换，结果那鞋的后跟竟被磨得穿它走路腿都快盘成了罗圈。就是这样，她还舍不得扔掉，总在那里絮絮叨叨地说："这鞋其他部位都跟新的差不多，就是两个后跟都磨成了斜面，找人补一下，还可以穿。"后来她还真的找到了一家修鞋店。只是店家看了她的鞋后说，可以补，收费十三美元，让她大惊失色，心想这鞋的市场价才九块多，补一下竟要十三块，我何不去买双新的？于是礼节性地道了个谢，提着鞋就回家了。

看着老伴的一脸沮丧和失望，我有点于心不忍，暗自思忖，这老太婆性子急，为这事恐怕几天都睡不好觉，得想个办法宽宽她的心。

说来也巧，没过多久我在一家小杂货店发现了一种很像"三秒"的强力胶水，豁然意识到它正是为老伴解除烦恼的关键，赶紧买了两盒。为了给老伴一个惊喜，我回家没吭声，等她出去游泳时，立即搬出工具箱，取出一切可凑合代用的工具，再找出一双我穿烂了的白球鞋，学着北京师傅的样，为老伴的那双鞋补后跟。那胶水果然与"三秒"一般无二，不一会儿就把我剪好的补片与磨损的鞋后跟粘得撕都撕不开。我的技术没法跟专业鞋匠相比，不过总算在老伴回家前整出了个模样。

老伴回家后，她先扫了一眼地上的工具和烂鞋残片，再看看我手中的鞋，明白了原委，顿时嘴角和眉毛一齐往上翘。瞧她那高兴劲儿，要是搁在刚结婚那几年，准要上来抱着我啃一口。

以戏会友

上个世纪五十年代后期，上海电影制片厂拍了一部安徽黄梅剧团出演的戏曲片《天仙配》。剧情很简单。玉皇大帝最小的女儿七仙女倾慕人间男耕女织朝夕相伴的温馨生活，私自下凡与忠厚老实卖身葬父的董永结为夫妻，并同往一财主家当长工。日子过得很艰苦，爱情却甜甜蜜蜜，还在众仙女姐姐的帮助下将三年的工期变成了百日。不料当小俩口百日工满，正高高兴兴准备回家开始自由自在的美好生活时，玉帝得知小女儿行踪，怒派天兵天将强行将其抓回天庭，生生将一对恩爱鸳鸯拆散，造成了一出恨垂天地的爱情悲剧。由于黄梅调富有民歌色彩十分优美动听，主演严凤英王少舫塑造的七仙女和董永又生动鲜活让观众耳目一新，影片一发行便热潮滚滚，风靡了全国。

对歌曲爱好者来说，剧中最令人感兴趣的部分是"满工对唱"。七仙女和董永在百日工满回家的向往，满心欢喜一句接一句地你唱我和，充分表达了对"比翼双飞在人间""夫妻恩爱苦也甜"的憧憬与追求。曲调清越亮丽，感情真挚动人，而且简单易学，因此成了男女歌迷们模仿表演最多的经典选段。我那时正念高中，对影片《天仙配》有着时下粉丝般的痴迷，每天拿着它的简谱唱本学着哼，几乎学会了董永的所有唱段，对"满工对唱"自然更是下足了功夫。同时，我也有过一个念头，希望有一天我也能找到一个七仙女的戏迷，一起上台对唱。遗憾的是后来的几十年，我都在一种难得有点闲情逸致的大环境中忙忙碌碌，始终未能如愿以偿。

我移居美国后，颐养天年的生活悠闲平静，又渐渐有了年轻时喜欢以歌自娱的兴致，于是我常常参加社区的一些老年文艺活动，有机会就上台嚷两嗓子。没想到这张老脸还因此被不少人记住了。

有一年年初，我应邀到一个老年活动中心去排练新春联欢会的节目。我的独唱刚结束，一位穿着典雅气质不凡的女士很客气地对我说："你的嗓音很有特色，对戏曲感兴趣吗?"我说："唱戏需要很扎实的童子功，我不行。不过哼几句黄梅戏还凑合。"她又说："我们合作一段'满工对唱'怎么样?"这可真是"踏破铁鞋无觅处，得来全不费功夫"，我念高中时就压在心底的夙愿现在居然有人主动来帮我实现，怎不让人喜出望外! 不过她的落落大方让我不敢等闲视之，只很低调地回应道："我试试吧!"她很爽快地拍了板，并立即向排练节目的主持人申报了我们的节目。

后来我知道这位女士姓柳，退休前在国内一个文工团工作多年，唱功非常专业。她把她先生拉来为我们作二胡伴奏，三人配合很是默契，没练几回就登台表演，而且成为那次联欢会的一大亮点。

合作成功后，柳女士和她的先生成了我和我太太的知音朋友，常在一起谈戏论曲。聊到兴起时，还会情不自禁地唱上一两段。以戏会友，为我们双方的晚年生活都增添了不少乐趣。

女流浪者

  我第一次看到她，是在十年前的初夏。那时我的两个外孙都很小，同上一个幼儿园，我每天下午四点钟骑一辆带有拖斗的自行车去接他们回家。有一天，就在快到幼儿园的路上，我看到一位五十岁左右的女士，身穿一套深蓝色衣裤，脚蹬一双圆口黑布鞋，手挽几个装得圆鼓鼓的白塑料袋，健步与我相向而行。如果不是她有一副印第安人的脸庞，我真会以为她是一位中国北方农村的高个儿大婶。

  打从那天相遇后，我几乎每次接外孙时都会在同一时间同一地点见到她。她的穿着与携带的塑料袋一直没变。我总在疑惑，她是不是个专拣塑料薄膜的拾荒者？半年后，我的外孙都转入离家较近的幼儿园，就很久没有再看到她了。

  又过了三年，两个外孙先后念了小学，我和老伴一起搬进了离斯丹福大学不远的一所老年公寓。没想到就在公寓附近，我又见到了心目中的那位"大婶"。不过此时的她，形象已发生了明显的变化，深蓝色的衣裤已为一套并不合身的灰色粗布衣裤取代，圆鼓鼓的塑料袋变成了几个同样圆鼓鼓的手提布包，灰白的头发略显凌乱，脸上出现了不少皱纹。一眼就能看出她已是一个孤苦的流浪者。

  开始一段时间，她的流浪范围似乎比较大，有时我会见她乘公共巴士东奔西走。可是不到两年，她的境况就急转直下了。发髻不整，面容瘦削，衣服和手提布包都已有了补丁，还趿着一双破塑料拖鞋；再也不见她乘着巴士来回跑，倒是常看到她坐在街边的木凳上缝缝补补。

我们公寓周围有好几座为流浪者和低收入人群提供免费餐的教堂。我这个领取"社会安全生活补助金（SSI）"的低收入者为图省事，也偶尔去享受一顿。在那里，我也能遇上这位女流浪者。她从不急于排队领饭，总是先读一阵《圣经》，等别人全都吃上了才往发饭窗口走去，吃完饭还要尽力帮忙清理一下桌椅。我和我太太发现她共有五个布包，全都补丁摞补丁，其中有一个从不离身，估计是装有较贵重的物品，便决定送她一个很结实的帆布背包，没想到她委婉又很坚决地谢绝了。这让我联想到她多年来宁愿手提肩扛受点累也不像其他流浪者那样，擅拿商家的购物车来装着自己的行李物品到处串。她怀有一种甘愿自己受苦也决不有负于人的善良。

去年刚入冬时，我看到的她已是鬓发散乱，形容枯槁，衣裤破烂不堪了。一连好几个早晨我都见她斜披着一块旧线毯，坐在一条能晒到太阳的长凳上打盹。我曾想，这女流浪者处境如此艰难，为什么不去收容所？知情人告诉我，几乎所有的收容所都存在霸凌现象，心慈手软的人很难待下去。

最近几个月我一直没有看到她的身影，前几天才听说她已在去年隆冬的某个夜晚离开了人世。她的逝去引起了我由衷的悲怜和慨叹。最感动我的是，尽管她在最后的日子里看起来一身脏乱，可是她在极度困顿之中也能自尊自重的操守，足以令不少衣冠整洁的人，包括我自己，扪心自省。

遛狗三瞥

美国街头，遛狗是司空见惯的事，没多少旁观者拿它当回事。可是稍加留意就会发现，遛狗，不光方式形形色色，情趣也各有各的不同，颇堪玩味。

一脸慈祥的俄罗斯老太太拉塔莎，跟我住在同一条楼道上，养着一只很可爱的小狮子狗。那狗浑身长着长长的白毛，几乎只露着圆圆的双眼和黑黑的小鼻头。拉塔莎养这狗，就像养她的小孙女，成天形影不离。她不是牵着狗四处遛，而是把它放在一个铺着绒垫的提篮里，再把提篮绑在手扶步行轮椅上，推着轮椅在街头散步，直到那狗有了要便溺的表示，她才把它放下来。一完事，她又重新将它抱回提篮里，继续推着轮椅缓缓而行，就像祖孙俩在享受温馨的天伦之乐。回到家门口，她先把狗从提篮里抱出来，一只手把它搂在怀里，再用另一只手掏钥匙开门，嘴里还咿咿呀呀说些亲昵的话。那小家伙乖乖的，从没听见它叫过。我禁不住猜想，这小狗运动量这么小还长得蛮精神，会不会是拉塔莎每天在家里逗它活蹦乱跳地疯玩？

在我们老年公寓南侧的人行道上，我常见一位皮肤棕黑的彪形大汉戴着墨镜遛狗。他牵的狗短毛黄底白花，两只耳朵水平地向左右伸展着，引颈平视时很像一只迷你梅花鹿。让人觉得怪怪的是，那狗体型极小，小得像只瘦猫，跟它主人的伟岸身躯实在不成比例。在我看来，一个长得五大三粗的壮年男子汉，应该不会与那柔弱娇小的小动物格外亲近。可是这男子对他的小狗却是宠爱有加。他高高抬起牵着狗的那只手，让绳子软软地飘在空中，显然是在尽量减少绳对狗的羁绊。他还时时站定不动，任由那小狗在路边的草坪里左闻右嗅，玩个痛快。这时的他，静静地看着那小不点儿，乐在其中，没有丝毫的急躁。这情景满有些"铁汉未必无柔情"的意味。

　　最让我惊异的遛狗者，是我女儿的朋友韩医生。第一次见面时，身高刚过一米五的她一百六十多磅，胖得把衣服都撑得鼓鼓的，让我一惊。两年后，女儿带我去这位韩医生家吃烧烤。一进屋，赫然发现左侧院子里拴着四只大耳金毛狗，只只雄健威猛，气势逼人。再看女主人，上穿蓝印花布大襟细腰褂，下穿翠绿细花瘦长裤，脚蹬带绊子黑布圆口鞋，俨然一位又苗条又俊俏的村姑。如果不是她笑盈盈地跟我女儿寒暄，我绝对认不出她就是我曾见过的那位胖得有点异常的韩医生。落座之后，满屋子人都惊叹她的减肥效果。她喜色难掩地指指院外说："我养了这四只狗，每天遛它们，一上街，坏东西们就故意捉弄我似的，撒腿就跑，我喊都喊不住，只好连拉带拽地跟着追，回回弄得我上气不接下气一身臭汗。不到一年功夫，它们都壮起来了，我却瘦成这样。"我听完甚觉新奇，忙说："你这个减肥法独辟蹊径，简直可以申请专利！"逗得满座附和大笑。

冷水澡与蛤蟆功

上世纪九十年代初，我已是知天命的人了。大概是年过半百这四个字触发了我的去日无多之叹，我突然下决心要在延年益寿方面下点功夫。不过我不相信拿钱能买到健康，总觉得那五花八门的保健神品多半名难符实，倒是笃信通过某种锻炼来强身健体，只要能持之以恒，必不会为天所负。于是确定每天做两件事：洗冷水澡，练蛤蟆功。

洗冷水澡是从夏天开始的。那时我在长江边的一座小城工作，距三大"火炉"之一的武汉市不过四十分钟的车程，酷暑期也是热得如困桑拿室，我不得不以冷水冲凉，每天不下两次。曾听人说过，洗一次冷水澡，对血液循环的促进作用相当于跑几十分钟的长跑，我就索性把这冷水冲凉变成每日必做的功课延续下去。只是到了秋后，天气渐冷，我把它减为每天洗冷水澡一次。

那地方的气候好怪，夏天热得挥汗如雨，冬季来临时又冻得人浑身裹着厚厚的棉衣还哈气成雾，眉梢结霜。所幸我的冷水澡经过从夏到秋，逾秋而冬的渐进，已完全适应下来。记得有一天清晨，天降大雪，透过厕所的玻璃窗能看到外面雪花飞舞。我坐在一个大澡盆里开着自来水管连搓带冲也不觉得有多冷。更让我惊奇的是，洗完这冷水澡后，我只穿了一条小裤衩就站在宽敞的阳台上对着漫天飞雪做徒手操，竟然感到赤条条的全身微微发起热来。兴奋之余我暗自思忖：看来我的冷水澡已确实洗入了妙境!

我练蛤蟆功，没有什么文字资料作指导，只是缘于八十年代的一个电视节目。节目中，一位武功大师模样的中年男子光着上身坐在一张很大的太师椅上，双手扶着膝头，腹部快速地收了放放了收，酷似蛤蟆在不停地急喘，谓之蛤蟆功。我并未听清这古怪的功法何益之有，只是推想它至少能加快人的内脏蠕动，使它们不会长时间粘连板结以致淤积出什么毛病来。就凭这想当然的一念，我每天早晚刷牙后，叉腰直立学那位大师的蛤蟆功，跟洗冷水澡一样，多年如一日，从不间断。

移民美国后，我居住的地方四季温差不大，从无沙尘与雾霾的困扰，特宜人居。只有一点令我遗憾：我洗过冷水澡后，光身子发热的感觉似不那么明显。不过洗冷水澡和练蛤蟆功这两门功课我依旧每天照做不误。

常年做这两门功课，究竟对我的身体起了什么作用，实难确断。但是我一直觉得，我的肺癌肿块长到7.5公分还没有向外扩散，做完切除手术没多久又能恢复到气色甚佳，吃得香，睡得憨，肯定有它们的一份贡献。所以我不但自己坚定不移地继续下去，也常向周围的朋友推介。当然，我会提醒一下年过花甲的老年朋友，洗冷水澡必须从盛夏起步，循序渐进，千万不要到了隆冬再一蹴而就。

我曾是杆老烟枪

我曾是个烟龄长达三十多年的老烟枪。刚上瘾时两三天抽一包，大约一年后一天一包，抽得最凶时一天两包也未必打发得过去。几乎所有的抽烟人酒足饭饱之余都爱叼一支烟，美滋滋地哼一句"饭后一支烟，快活似神仙"。我亦深得其乐。

我抽烟是从三十岁开始的。那年，学校看我是物理科班出身，又正值年轻力壮，就把我调离讲台去筹建校办工厂。学校办工厂，了无基础，从零起步，需要外单位支援帮助的事情很多。那年头，革命不离口，还不时兴送礼塞红包，可是有求于人，也总得有所表示。见了面递上一根烟，自己也陪着抽，是最简便有效的应酬，一下子就能将生疏变成了哥们儿，沟通也就方便了许多。由此，原本不会抽烟的我，通过一次次的陪抽习染，很快也成了烟卷打火机时时不离身的烟民。

抽烟毕竟是个自己过瘾别人讨厌的坏毛病。老婆一见我吞云吐雾总少不了一通连珠炮似的牢骚："你看你把个家抽成什么样子了，毛巾，枕头，到处都是烟味，呛死人！"有天她买回一大包水果糖来，对我说："这是给你买的，以后别抽烟了，烟瘾上来了就含颗糖！"她以为糖果当然比烟卷更具吸引力，肯定能把我治住。我自己也苦于多次想戒烟又总下不了决心，意欲一试。可是跟大部分试图以这一招戒烟都以失败告终的烟友一样，我把水果糖全吃完了，也没减下一根烟来。老婆气得七窍冒烟，再也不给我买糖了。

真正使我停止抽烟的是出国这件事。上世纪的最后一年，我第一次走出国门来美国看女儿和刚出生不久的外孙。那正是我抽烟抽得连吃饭时都巴不得手里夹根烟的时候。但是有两大思想顾虑压制了我的烟欲。一者，西方发达国家的绝大部分民众早已把抽烟视为一种很不健康的陋习，我大小算个知识分子，受不了在异国他乡让人笑话我愚昧落后；二者，外孙是我心中的宝贝，我怎忍心制造二手烟伤害他！大概因为这两大顾虑是从心里发出的正能量，比戒烟劝导和糖果诱惑都更具遏阻之效，我打从登上赴美的飞机开始，就一下子断绝了对尼古丁的依恋，而且也没感到有多难受。

我移居美国已十多年了。随着时间的推移，我与烟卷的关系已从出国前的难舍难分变成了如今的避之犹恐不及。现在走在街上，偶尔遇上一两个瘾君子坐在人行道旁半遮半掩地抽烟，我马上就会被那刺鼻的烟味呛得大步快闪，并禁不住要在心里对身后的空气污染者抱怨两句。

抽烟，是引发肺癌的重要诱因之一。两年多前，我果然被确诊患了肺癌。听到大夫的通知时我追悔莫及，当初怎么就染上了这么个要命的嗜好！尤其令我伤心的是，开始抽烟时我并非不知道烟能致癌，只是抱着一种侥幸的心理就满不在乎，结果导致了这天大的祸殃。所幸的是十多年前我就断然将抽烟戒绝了，不然，即使医生真能妙手回春，我也未必能像现在这样，活得劲头十足。

相濡以沫

我的斜对面，住的是一对华裔夫妇，先生姓刘，太太姓柳。因是近邻，与我家多有往来。

柳太太年逾古稀却身板硬朗，动作麻利，而且乐观开朗，很有生活情趣。我并不知道她的准确岁数，交往中随我太太管她叫柳大姐。

不幸得很，刘先生几年前得了帕金森症，失去了好些生理机能，导致大小便失禁，起卧不能自理，走动十分迟缓，连穿衣服都相当困难。于是，护理员、卫生员、采购员、炊事员等一大堆重担便一古脑儿地压在了柳大姐的肩上。

如此沉重的压力，不要说年届七旬的老太太难以承受，即便是年富力强的中青年人也会为之发怵。可是柳大姐凭着对丈夫的至诚至爱，勇敢而坚定地担负起了这一切，全身心地投入了对老伴的照料、扶持和看护。一日三餐，她变着花样给他做可口的饭菜，还要额外配制一些营养品为他补身子。一天数次，她带他到楼下的花园里锻练，陪他到街上遛弯儿，领他在弯弯曲曲的楼道里慢步，或是一起参加公寓里组织的文娱活动。晚饭后，她为他按摩，拍打，泡脚，捏脚趾。夜间，她还得一次次爬起来帮他换尿不湿，清洗溢流出来的排泄物。最扰人的一夜，她起床多达八次。可以毫不夸张地说，柳大姐每天都将自己的全部精力与心智花在了刘先生身上，没有周末，没有节假日，也看不到尽头。

尤其难能可贵的是，柳大姐很清楚丈夫的病是医学界公认的世界难题，多少达官显贵在它面前都束手无策，她却满怀希望地面对它，毫不气馁，毫不退缩。为了不让丈夫失去任何救治机会，她到处求医问药，哪里传来有关信息就往哪里奔，绝对不辞劳苦。为了能给丈夫做些力所能及的辅助医疗，她钻研针灸，艾灸，按摩，推拿，拔火罐等技法，每天亲自为丈夫下针砭。她相信血气运行畅通对任何病人都是有益的，便找名师学气功，然后回家跟丈夫一起修练。她说过一段令我深为感佩的话，大意是"只要有一线希望，我就全力以赴去为他争取，这就是我晚年生活的核心所在"。

柳大姐毕竟也垂垂老矣，旷日持久的超负荷运转，经年累月的体力透支，终于两次击倒了她本来充满活力的不败之身，使得她不得不呼叫"911"求救，一次是她鼻血久流不止，一次是她晕得天旋地转无法自持。可是一缓过劲来，她又好像什么都没发生，一如既往地为丈夫尽心尽力，没有一丝一毫的怨艾与迟疑。是的，人世间并不缺乏恩深入骨的终生伴侣，然而能把患难夫妻间的相濡以沫演绎得有如柳大姐这般纯真又如此深沉的，殊属罕见。

我对柳大姐的际遇深表同情，也很感谢她为我们树立了一个令人感佩的好榜样。

我的三位心理导师

不幸中的大幸，我的肺癌经过肿瘤切除和一次化疗后，奇迹般地恢复得比病前还活力四射，让好几个在街上见我走路的朋友都一边学着我的步态，一边笑着说："雄赳赳，气昂昂。"

我的幸运缘于多种因素：斯丹福大学医疗团队功不可没，亲朋邻里的关怀与照顾恩重如山，自身心理状态的平和稳定也是很值得一书的一环。

我把心理状态说得这么重要，是因为成天愁肠百结心神不宁的人会出现内分泌紊乱，致使体内的免疫系统崩溃，外来的医治难奏其效。有统计表明，三分之一的癌症患者是吓死的，盖由此因。

我的心态得以平稳，有三个人起了关键的作用。

其一，是某大型企业的高级经济师，一位久病成良医的抗癌勇士。六年多前得了晚期胰腺癌，命垂一线。可是他平心静气，坦然应对，积极治疗，终于痊愈。去年春，他发文告诫癌症患者，保持心态平稳的一个重要方面，就是少作悲观臆测，多看积极因素。大多数癌症的治愈率不高，只相当于从大片乌云的缝隙里透射下来的一缕阳光。若总为乌云所笼罩，就只能看到恐怖与毁灭。如能将目光投向阳光，心中就会充满自信和希望。他的这番话深深地激励了我。我的肺肿瘤大到7.5公分，闻者无不为之色变，我则认为肿瘤长到这么大是需要时日的，它居然久久没有扩散到外面来，正说明外面的环境并不适于癌细胞发展，只要将这肿瘤切除，就不应存留什么遗患。所以，肿瘤之大没有吓倒我，反而让我对治疗前景更为乐观。

其二，是一位有着菩萨心肠又热心爽快的邻居大姐，她对我的病关心备至，也给了我很多帮助。有天我告诉她，朋友给了我一个治癌偏方——喝仙人掌汁，不知是否适用于我，但我想试试。没想到她赶忙深有感受似的说："你要喝，就一定要信它，真心实意地信。诚则灵！"我觉得她的话颇有点禅意，遂记取于心。后来发现还真的如有神助，每次喝完仙人掌汁就有一种好像增加了一道抗癌防线的安全感，心境释然。由此，深信不疑地喝仙人掌汁就成了我的"宽心剂"。

其三，是我的姐姐，我仅存的同胞手足。父母过世后，她是这个世界上最挂记我的安危的人，也一直是我最可靠的精神支柱。姐姐没有一般老太太的迟钝碎叨，快八十岁了，仍嗓音洪亮，思路清晰，情绪热烈，谈吐爽朗，直白的话语具有一种能扫荡我胸中阴霾的气势。闲暇时我爱通过越洋电话与她倾谈，每次都能让我胸襟豁然开阔，好几天乐而忘忧，比请个心理医生还管用。

这三个人可谓是我的心理导师，帮我跨过了人生最艰难的一道坎，我愧无涌泉相报。

不知老之将至

谁都不想衰老，可是过了强壮的盛年，人人都会逐渐衰老下来，绝对没商量。岂止是没商量，不受欢迎的衰老还常常是捉弄人似的悄然而至，以致你发觉它时会蓦然一惊，感叹流年易逝，成天忙忙碌碌的竟"不知老之将至"。

我姐姐比我大四岁。她四十四岁时告诉我，突然觉得戴上老花镜看书比不戴清楚多了。我当时甚感意外，心想，她抚养三个孩子，还要侍奉公婆，两口子的工资又那么低，准是被艰难的日子早早熬老的。四年后，我也四十四岁了。有天下午，我独自在教研室翻看英文资料，查阅英汉字典时发现里面的字又小又模糊，左看右看看不清。我十分纳闷，怪出版商设计不周，连我这双曾经通过空军标准测试的眼睛都无法使用。无奈之间，我瞅见相邻的办公桌上有副眼镜，便随手拿过来试了试。不想，当我戴上那眼镜再打开字典时，里面的字个个清晰可辨，跟我以前看到的没有两样。我倏地意识过来，心说："麻烦来了，我跟姐姐一样，也老了！"赶紧蹬车去附近百货店买了我的第一副老花镜。

类似的故事后来又发生了一回。那是前年春天，我把姐姐姐夫请来美国小住。有几天吃饭时，我发现姐姐咀嚼很慢，还不时用手捂一下面颊。原来她有颗牙活动了，一上火就疼得不得了。我一听倒也无大碍，就像小时候一样，嬉皮笑脸地跟她开玩笑说："牙疼不是病，只疼不要命。"老伴责怪我老欺负姐姐，还说："总有一天你的牙也会疼的。那时，你就笑不起来了。"不幸真让她言中了。翌年夏初一天吃午饭时，突然一个硬硬的小颗粒卡进我左侧上面两颗臼齿之间，我并没感到用力有多大，可是靠里的那颗已被崩活了，一咬东西就疼不可忍，不得不用手捂一下它。老伴见状，抓紧机会恶心我："笑人前，落人后。知道吗，这就叫报应!"不过我心里却自有另一番苦涩，觉得自己竟比姐姐老得还快。

　　还有比眼花牙活更搞笑的老态。我现在有两副老花镜，度数深的用来读书写字，度数浅的用来看电视。为了用着方便，两者我都随身携带。有天晚上，我花了点时间完成了一篇文章的初稿，换上浅度花镜，准备看看电视放松一下。待我坐到电视机前，却发现我看电视的专用老花镜没了踪影。于是返回写字台去找，台面找不到拉开抽屉找，抽屉里没有又钻到台下找。老伴看我挺着急地上下折腾，问我丢了什么。我说："老花镜。"她说："你左手拿的不就是老花镜吗？" 我说："那是写文章用的。我现在要看电视。"老伴噗哧一下大笑起来，说："你摸摸自己的鼻梁，看看那里有什么!" 我的天哪，我要找的东西就贴着我的眼皮子，还瞎忙了半天! 这一回，我真是有点惶恐了。不是有人说"人生七十才开始"吗，我怎么七十没过几年就老得近乎昏聩了呢?!

认识芦荟

我认识芦荟，始于吃它。刚退休那年，我跟太太去武汉一家餐馆吃饭，发现菜单上有一道菜名为"清炒芦荟"，甚觉新奇，便点了一盘。菜里，芦荟被切成小方块，嫩绿嫩绿的，很是悦目；吃到嘴里，脆脆的，甜甜的，像极糖渍马蹄，十分爽口，我和太太都有一吃难舍的感觉。只可惜，不久我们第二次去这家餐馆想再饱口福，"清炒芦荟"四个字却不知为什么已从菜单上消失了，而且后来到其他餐馆探问，也始终不见其踪影，让人遗憾了好一阵子。

对芦荟的进一步了解，源于儿子的一次酒后出洋相。有天晚上，他跟几个朋友小聚，喝得醉醺醺的还逞强骑车回家。结果半路上栽到一条小水沟旁，摔破了眼镜。碎镜片将颧骨上部割开了近3公分长的一道口子。他迷迷糊糊地推着车回到家，倒头就睡，直到第二天日上三竿才去附近一家医院进行面部处理。医生一边给他缝合伤口一边说："你来得太晚了，怕是要破点相！"未过门的儿媳听到消息后，赶紧采了一大片芦荟来看他，告诉他每天将其削下几小片覆盖在伤口上，有促进细胞生长和组织复原的功效。儿子照做了，十来天后伤口愈合，果然没有留下一丝疤痕。由此我不无惊异地想，这看似寻常的芦荟还真不简单，既可料理成美味佳肴，还是一款效果甚佳的天赐"创可贴"。

其实，我这点惊异完全是由于我的孤陋寡闻造成的。过了不久，我们移居美国后，在沃尔玛超市的化妆品专柜发现，大约有整整6平方米的货架上摆的全是含有芦荟成分的产品，诸如护肤霜、洗面奶、洗发精、防晒膏之类，连牙膏都在其列。原来，科技人员早就将芦荟的药用价值彻底商品化了。看到琳琅满目的芦荟系列保健品，想起儿子的那次经历，我太太对这个专柜的兴趣大增，自此，每次买洗漱用品，这芦荟荟萃之地便成了她的首选。

知道我们对芦荟的兴趣很浓，朋友特地送来两盆。小的一盆小巧玲珑颇堪玩味，我把它置于临窗的案头，以便观赏。大的那盆长势甚旺，陶制花盆已略显狭小，便把它移植到后院的泥土里，任其自由伸拳舒腿。当时我想当然地认为它颇类仙人掌，一定也很喜欢沐浴阳光，专门选了一处日照时间最长的地块让它落地生根。没想到栽下才两个星期它便日见衰萎，几个月后，竟只剩下中部有点绿色惨兮兮地苟延着。我多方设法挽救，终是不果。一天，偶然注意到室内的那一小盆芦荟虽未见粗壮起来，却是越发青翠生姿，宛若碧玉雕刻而成，推想芦荟可能不耐曝晒，赶紧重又把室外那棵移到一个很荫凉的地方。这一招还真见效，仅仅三天便有了起色，一周之后叶片逐渐转青，不到一个月就生机盎然如初了。意识到当初"想当然"的可笑，我还真的红了一回脸。

芦荟者，不过草木而已，与之接触，尚能屡长见识，我不禁想，若能多交几个朋友，常以虚怀相待，所获教益未必不如从师！

贾先生的苦恼

贾先生是我来美国后才结识的湖北老乡，曾在英语补习班同过学，后来又相继通过入籍考试，成了美国公民，所以有一段不短的时间，两人往来很是密切。

在补习英语的一众华人学员中，贾先生的经济状况比较好。其他人都是退休后投奔儿女来的，想上班挣点钱都没有多少余力可贾，手头自然就不可能十分宽裕。而他虽也年过花甲，在同窗堆里却只能算是个小后生，还能一边挤时间上学，一边劲头十足地在街头打工，穿着黄色的萤光马甲招呼上下学的孩子们安全过马路。而且他的太太比他还要年轻好几岁，又有一份比较稳定的教学工作，两人的月入2000美金还要出点头，很令学友们羡慕，他自己也暗自乐滋滋的。

可是他这乐滋滋的心境没多久便被一层雾霾所笼罩，而肇因恰恰是他梦寐以求的入籍。原来，只要是美国正式公民，超过一定的年龄且没有收入者，即有资格申请一笔称为"SSI"的社会补助金，每月将近900美元，由社会服务部门直接存入获准者的个人账户。每个月毫不费力就能享受这么一笔养老金，对于任何一个上了岁数的移民来说都有如天上掉下来的馅饼，谁能无动于衷?贾先生入籍几天后，决然停止月薪远低于900美元的街头工作，立即启动了SSI的申请程序，并很快即告成功。然而等他醒过神来才发现，这天上掉下来的馅饼于他却是个烫手的山芋，因为他的SSI加上他太太的工资，略略超过两口之家的低收入标准，属于富人。按规定，富人的医疗保险需自己付保费，住房不能享受政府补贴，食物包之类的救济品无从领取，也不够申请普济电话的条件……他为此曾来老年公寓找我商量对策。面对美国的严谨法治，我实在是拿不出什么锦囊妙计，反倒是眼见我作为低收入者所享受的免费医疗、舒适的廉租房、每周按时分发的补助食品和幽静的居住环境，更给他增添了几分得不偿失的苦恼。

也不怪贾先生如此心绪难平。他和他太太虽不在低收入家庭之列，可是2000多美金去掉房租和医保两大项后，就只剩千元左右，再将交通电讯及水电煤气之类的常规家用一一扣除，吃饭就得精打细算了。比起身边一些原先对他羡慕不已，入籍后却能受到社会保障系统庇护的穷朋友来，实在是枉背了个有钱人的名，依旧得勒紧裤袋过日子。

去年秋后我回国闲游时，贾先生夫妇为了多少沾点美国社会福利的光，曾打算搞个假离婚，以便男方降入低收入阶层，可是到了真要办法律手续时，太太怕弄假成真，又死活不同意。我返美后在电话里听到贾先生的几通留言，都是希望与我再碰碰头。可是我反复与他联系却没个结果。最近才听朋友说，他觉得在这里活得憋屈，仗着身子骨还算硬朗，又到东部帮弟弟开餐馆去了。

清　淤

十年前，我曾在北加州东湾一家台湾人开的快餐店打过工。

这快餐店的半成品制作间用水量比较大，紧挨着东西两面墙各有一个用瓷砖砌成的水槽。东槽与工作台齐高，用来洗小件餐具和各种果疏肉类，废水直接流进槽下封闭着的沉淀池里。沉淀池很深，废水流入后残渣沉到底部，逐渐腐烂化解成糊状，稀释后就随着水流从上部的暗沟排出。西槽起于地面，长宽各约二尺，深不及二十公分，适于洗拖把和大一些的容器，废水经一根地下管道通向东槽下的沉淀池，跟那里的废水一并处理。

废水里的残渣并不容易很快就腐烂化解，隔上三五十天就会淤积到排水口处，使得废水排放不畅，甚至从沉淀池的盖板缝隙间溢出。这时，老板娘就会重新调整一下我们六个打工者手头的活计，腾出一两个人来清淤，也就是用一个长柄铁勺将沉淀池里的淤泥掏出来，装入一个约五十公分高的圆形塑料桶里，提出店外倒入一个专用的大铁箱里，等专人来收集。

清淤是个苦差事，既脏臭又费力，我们每次都得戴上口罩和手套，蹲在沉淀池口折腾近两个小时，又累又恶心。老板娘倒也体谅大家的辛劳，每次清淤后，不是当晚把我们拉到某家火锅城来一顿自助餐，就是翌日清晨上班前请我们去麦当劳吃早点，把我们心里的那点不平抹得一干二净三光溜。

可是清淤时，也会遇上东西槽间那根地下管道被堵的情况。老板娘知道，这是我们几个只会烹煮煎炸的人无法解决的难题，必须请专业的下水道清理工来处理。

她常请的是一位名叫杰克的白人青年。小伙子身高将近一米九，长得又匀称又结实，还蛮有气质，背地里大家都在为他没去当服装男模而惋惜。杰克言语不多，第一次走进我们半成品制作间时，只说了声我们都听得懂的"How are you！"便开始埋头工作。他不像我们那样怕脏怕臭，既不戴口罩也不戴手套就单腿跪下，将沉淀池的铁盖挪开，按步就班地进行针对性的检查。他先用一根带钩的铁棍往地下管道里捅了几下，没探到什么，便找老板娘要了一个黑色的大号塑料袋铺在地上，然后躺在上面，探出半个上身，再挽起袖管，连胳膊带铁棍一起伸进地下管道查找堵塞点。大约是问题出在管道的中段，铁棍加胳膊都无法探及，他只好使出杀手锏，用一台转速极慢的电动机，驱动一根手指粗细头上带钩的钢丝绳，眼镜蛇觅食似的钻进那根管道深处，受阻后再反向退回，把堵塞物钩出来。一次没钩净，再重复几次。管道疏通后，他还左右开弓两手各提一个塑料桶，一次又一次地将沉淀池里的淤泥提出店外。人高马大的杰克，看起来干得很轻松，一个多小时下来也是汗流满面，额头上还留下几道泥痕。

杰克是我看到的第一个能放下身段干脏活累活而且十分敬业的美国白人，印象格外深刻。就如同尊重每个以辛勤的劳动讨生活的人一样，我对杰克心存敬意。

迈克小子

我刚来美国时打工的那家日式快餐店隔壁，是一家美国人开的麦当劳式快餐店。两家各走各的大门，前堂和后面的制作间却是相通的，所以双方的员工不但很熟悉，交往也颇密切。

那家的员工中，有个白人小帅哥叫迈克，刚过十八岁，已经高出我一头，脸上仍带着明显的稚气。他们店的自动化程度高，他又是个坐不住的大男孩，所以经常忙里偷闲，溜到我们的制作间晃一圈，或是缠着我教他一两句简单的实用汉语。

迈克对中国饭菜很感兴趣，尤其喜欢四川风味。隔上几天，我们的员工自己开饭时他就会转过来瞭一眼。见到有合胃口的，就端个瓷盘过来，嘻皮笑脸地央求老板娘给他一些。他要的菜少不了辣味，有时辣得鼻子尖都沁汗了，还竖起姆指说："太棒了！"事后，他会悄悄送一大包刚炸好的薯条和鸡块到我们的制作间，让大家分享。

迈克憨憨的，还挺仗义。我的同事里有位会说国语的菲律宾大嫂，像是到了更年期，又霸道又急躁。老板娘讨厌她，又舍不得她的好手艺，只好敬而远之。其他人自然更是尽量避让。有一次吃早点，她给大家做面片汤喝。刚出锅的面片汤烫得我不敢碰碗边，随口说了声"好烫"，她立即两眼瞪得眼珠子突起老高，大声说道："你不会搁点冰块?!"正在我又憋屈又无法对付的时候，迈克不知从哪里钻出来了，他用右手食指指着她的脑门子说："邓先生这么大的年纪，你不能对他礼貌一点吗！"这位大嫂第一次在众人面前铩羽，一声没吭。在场的人无不暗暗高兴。

不过迈克小子也有让人生气的时候。有一天下午，我们正在制作间解冻牛肉，忽然听到墙壁被什么东西打得噼啪作响，四处寻找又不见人。过了两三分钟，那噼啪声又出现了。我赶紧回头查看，发现迈克正拔腿往他们那边跑，便厉声将他喝住。他笑眯眯地走回来，还满不在乎，我气不打一处来，抬起双拳，又做了个骑马蹲裆式，真想揍他两下。不料他惊叫一声"功夫"，顿时吓得脸都变了形，连连道歉。我原以为他扔的是大颗沙粒，见他手里还拿着小冰块，又吓得够呛，禁不住低头笑了。

第二天，他又带着一大包炸薯条和炸鸡块来到我们的制作间，硬要我教他中国功夫。我说我根本不会中国功夫，他不信，还软磨硬泡没完没了。后来老板娘告诉他我确实不会，他才一把抱住我，孩子似的笑着说："我昨天上了你的当！"

我结束打工最后离开快餐店的那天早晨，迈克特地赶到我的住处，送我一支很精美的签字圆珠笔，我舍不得用，一直珍藏着。每次拿出来看看，我就会想起他那张帅气又带着稚气的脸庞。

钟点工小陶

2012年年底，我和老伴都患上了癌症，而且都动了切除手术，生活自理能力明显减弱，就雇了一个由州政府付薪的钟点工帮忙。这位钟点工姓陶，比我女儿还小几岁，我们昵称她小陶。

小陶有三个孩子，前两个是男孩，都已入学，最小的是女儿，叫妞妞，出生才三个月。一家五口，花销不小，只靠丈夫一人支撑，手头有些紧，所以小陶希望有份轻闲点的工作，既能兼顾孩子，也有些收入。

小陶刚来我家上班时，妞妞还能拿个小玩具，坐在婴儿车里待比较长的时间。实在待不住了，小陶就用一方四角缀有布带的花包袱把她绑兜在背上，一边干活，一边给她哼小曲。小家伙的小脑袋和小胳膊小腿都伸在包袱外，胸部贴着妈妈的背，感到特别温暖，见有人逗她就偏着头眯眯笑。我瞧着妞妞老被绑得紧紧的，没什么活动余地，太难受，就建议小陶把孩子放下来，让她在床上来回爬，我在一旁看着。可是小陶执意不肯，说："叔叔，你不用担心，我在家做五个人的饭也总是这样背着她。"其实她是看我刚动大手术不久，怕我累着了。

小陶是山西晋城人，有着北方人的质朴与坦诚。因为我和老伴曾在山西大同工作过二十多年，她一直很亲切地把我俩看作半个老乡，经常做些韭菜盒子、芝麻饼、葱油花卷之类的北方饭菜让我们调剂口味。周末该休息了，她就常常在星期五那天超时帮我们做一大堆可以存放几天的面食，让我们周六周日都有现成的饭可吃。小陶为人厚道，对人体贴入微，我们对她充满感激。

生活在美国，我们有两件事颇感不便，一是要跑很远去中国超市买菜，二是常常得到社会福利部门去接受种种核查。小陶来我家当钟点工，就兼当了司机与译员，不论去哪儿，随叫随到。妞妞离不开她，她就把妞妞拴在后排小摇篮里，随车到处跑。孩子有时难受，哭得一嘴鼻涕两眼泪，我们很是过意不去，小陶总是一边替孩子擦拭，一边笑着说："她躺久了，也该哭几声运动运动。"从没什么怨艾。

小陶的父亲死于肺癌，她怕影响我的情绪，甚少提及此事。有一天，我谈到吃补品的问题，说："我倒是有点小小的储蓄，可是灵芝孢子粉太贵，我那点储蓄恐怕支撑不了几天。"她赶紧恳求似的说："叔叔，生命要紧，您先买来吃吧，钱花光了，咱们再想办法!"那急切的神情，很像是害怕再失去一位长辈。一个临时来我家服务的钟点工如此善良，我感慨万千。从那天起，我把她看作自己的女儿。

大约半年后，妞妞开始学走路，不愿坐婴儿车，也不要妈妈背，只想扶着床沿左摇右摆地迈步。不料那天刚放手不久，她就一头栽到我家茶几的一个角上，小脸蛋碰出血来，疼得大哭。我们都意识到孩子已到了一刻也不能离人的时候，小陶只能停下工作在家做专职妈妈了。

第二天，小陶没有再来我家，我的屋子一下显得那么空寂清冷，我和老伴都若有所失，就好像二十多年前在北京，闺女漂洋过海到美国留学，远离了我们。

另类富贵病

我和老伴移居美国后，就基本上告别了爬楼梯。先是住在女儿家的别墅式平房里，无楼可爬。后来搬进他们专为我们买的套房，位于十二层，电梯24小时服务，上上下下都无须自己动步。十年前又住进了一座老年公寓，这公寓最高处也只有四层，东西南北各人流汇集处竟设有相互距离不到50米的五部公用电梯，无论住哪一层，出出进进都如履平地，十分方便。所以久而久之，爬楼梯在我脑海里已淡化为不成问题的问题，连做梦都不曾拿它当回事。

可是前一阶段回国探亲，爬楼梯却成了最让我和老伴发怵的一道坎儿。

说来也巧，儿子和儿媳、亲家老俩口、姐姐和姐夫三家住的全是五楼。每次攀爬，开始几脚还算过得去，一上到三楼就感到呼吸渐趋急促，步履也沉重了许多，不由得要拽着楼梯扶手使劲往下拉以"引体向上"。到了四楼就更狼狈了，大喘粗气，心跳加速，简直难以为继，不得不干脆停下脚步稍事休息再作最后一搏。即至磨蹭到五楼进了屋，我和老伴都上气不接下气地笑着倒进沙发，好一阵子缓不过劲来。

好在三家都不是外人，一见我们爬楼不济，马上就找词儿进行宽慰。第一天，儿子开车把我们从北京机场接回家，发现我们在楼梯上举步艰难，傻呵呵地笑着说："好几年没回来，老多了。看来我得赶快为你们换一套低楼层的住房了！"

第三天，我们在儿子儿媳的陪同下去拜望老亲家，爬楼之间，亲家公大约是听到了我们俩急促的喘息声，很客气地对我说："您别爬那么快。我有过你们的经历，十几个小时的长途飞行就是累，倒时差也挺折腾人。你们两位好好休息几天，让孩子们做点好吃的补补身体！"半个月后，我带着老伴躺着软卧去武汉看我姐姐和姐夫。爬上三楼时，姐姐见我脚步明显迟缓，说话也短了中气，一脸关切地说："累了吧？慢点上。武汉地区夏天特别热，房子盖得比北方的高大些，每层楼都多一两级台阶，爬起来费劲！"

我们在姐姐家待了两天，闲聊中探究起我们爬楼不济的因由。我把近半个月在几家楼梯上的种种困窘细述了一遍，并表示儿子的年老力衰说、亲家公的旅途劳顿说和姐姐的楼层高难爬说似乎都无法完全消除我的疑惑。姐夫听罢来了精神，笑着说："他们的话各有各的道理，只是没有点到要害上。这事我深有体会。前年我和你姐姐去美国看你们，住了三个月，走路由轿车代步，爬楼有电梯效劳，很多商店的大门都会自动为你开关，舒服得不得了。我们本来就一大把年纪，哪经得起这般娇惯？ 结果，刚回国的那段时间跟你们现在的情况差不多，爬起楼来腿就发软，硬是熬了两三个月才恢复过来。所以我的看法是，你们在美国生活得过于现代化，太缺乏体力锻炼，跟那些营养过甚胖得发愁的老美一样，得的是富贵病。"姐夫的话别有见地，把我们全逗乐了。

柿树的警示

我特爱吃柿子，每到收获柿子的季节，我总会买些回来解馋。说来挺有口福，几年前我住进了老年公寓，我的后院里正好长有一棵柿树。柿树主干碗口粗细，高约三米，已年年结果。我喜出望外，心说，这回好了，我每年都有一树不花钱的新鲜柿子可吃。于是，我满怀希望地等着坐享其成。

也巧，第一年，这柿树结的果子格外多，秋风扫落一部分柿叶后，满树金黄金黄的柿子就显露出来，一盏盏小灯笼似的，数也数不清。许是嘴馋，我老觉着那金灿灿但尚未发软的"小灯笼"很可能属于需用刀削去皮吃的硬柿子，便迫不及待地摘了一个尝了尝，不料那味道又涩又麻，实在难以下咽，咬了一口就扔掉了。不过我并不灰心，琢磨这柿子大约是要变得又红又软才好吃，又急冲冲摘下几个，按土办法将它们跟一个红苹果封装在一起催熟。这土办法倒也灵，过了一段时间，那几个黄得可爱但是还硬邦邦的生柿子果然熟得吹弹可破，可是不知怎的，味道依旧又涩又麻毫无变化。说起来真不好意思，到了这一步，我也还是不泄气，又在想，这柿子很可能不宜催熟，必得等它在树上自然地变红变软，方能修成甜美的正果。于是我咽下口水，又耐心地等待着"小灯笼"们在树上静悄悄地演变。这回我没有急于求成，一直等到它们从黄变红，进而显现出红宝石般的晶莹，才摘了下来，清洗干净，再从从容容地享用。让我大感诧异的是，那味道一如既往地涩麻不堪，一丝甜味儿都没有。这一回我彻底失望了，认定这棵柿树品种不良，果实没有食用价值。

此后几年，这柿树每到春暖花开时仍是枝繁叶茂，但柿子结得满树金黄的荣景却再也没有出现，多的年份结十几个，少的年份结七八个，几阵秋风过后，寥寥落落地挂在枝头颇显萧索。我对园艺一窍不通，对这柿树又完全失却了兴趣，所以并不在意它的兴衰变化，更没想过要在它身上下什么功夫，只是任它自枯自荣。

今年五月，柿花过后樱桃大小的小柿子逐渐显现之际，一位曾在大陆一个大型农场摸爬滚打了大半辈子的朋友来看我。他勤学好问，是个无师自通的多面手。闲聊中我告诉他，那柿树品种有问题，结的果子中看不中吃。他走近柿树，抬头端详了一阵，说："我一时还判断不了这树品种的好坏，但可提两个建议供你参考，一是你摘完果子后剪一下枝，主干上留三个一级分枝，每个一级分枝再留三个二级分枝……如此类推；二是入冬前在它的根系周围挖几个深一点的坑，埋入马粪追肥。不剪枝，枝叶间通风不顺畅，影响它生长；不追肥，它营养不良，也结不出像样的果子来。"朋友的话为我新开了一窍，又燃起了我靠这棵树吃柿子的希望。第二天我就搭着板凳把没结柿子的懒枝全剪了，然后又在树下挖了几个不算太深的坑，把一些不愿吃的鸡鸭杂碎和果皮菜梗埋进去，算是弥补一下去年秋后的亏欠。你说怪也不怪，就在树上金黄金黄的"小灯笼"稍稍泛红的某一天，为我做家庭服务的年轻姑娘笑眯眯地告诉我："叔叔，你后院柿树结上的柿子并不像你说的那么难吃，我昨天下班后尝了一个，好甜！"我不禁大喜，赶紧也去摘了一个来尝，果然甜得人口水横流。我从心底感谢那位给我提建议的朋友，并决定收完柿子后，再正经八百地按他的建议劳作一番。

类似于我这样的经历，在从不伺弄花木的人群中并不少见，旁观者不过一笑置之，当事人也多以既长一智又得一利偷着乐。然而我却总有一抹挥之不去的愧意在心头，不光是因为我在园艺方面无知得可笑，还由于它时时引发我心灵深处的自省——在人际交往中，我是否也曾只想着获取而不思付出？

不幸的耳朵

我的左耳不幸，跟着我经受了半个多世纪的磨难。

大约是我四岁左右的时候，得过一场大病，高烧到半夜里说胡话，要母亲带我去小河边捉虫子。过后不久，我的左耳就发炎了，并开始流出带异味的黄水。当时的农村医疗条件很差，我母亲没办法，以三升白米从一位穿粗布长衫的老郎中那里换来一小包冰片粉，用一根鸡毛管将它吹入我的病耳。哪知冰片粉吹完了耳病也未见好转，反而迁延成了慢性中耳炎，更不好治。我后来进了城，也去过医院，连那些穿白大褂的科班大夫眼神里都似乎没有多少自信，每次都例行公事似的给我一小瓶双氧水和一小瓶滴耳油，让我先洗后滴。其效果，跟吹冰片粉没多大区别。

说来也怪，这慢性中耳炎随着我的年岁增长，不知怎么就自动地有了好转，到了念大学后，虽未彻底断根，似也没有大碍，只是听力有所下降而已，我便没有太在意它。正好那年头，以"既来之，则安之"的豁达坦然对待重病被宣传得沸沸扬扬，我就更不把自己的小小耳疾当回事了。

就这样，我的慢性中耳炎又似断还续地拖了二十多年，直到我年过半百才有了变化。新情况是，左耳内腔一天天痒起来，竟至后来奇痒难耐，常常需用细棍裹着药棉猛擦，直擦到皮破血流有点疼才解恨。这是件很恼人的事。有一天晚上我心烦之际忽发奇想：不是说三九皮炎平软膏能消除皮肤骚痒吗？我何不在耳朵里试它一试！于是，我狠劲地挤出一大团三九皮炎平药膏，再用棉球将它涂入左耳内。不意这想当然的一招还真的歪打正着，带来了药到病除的奇效，就涂这么一次，耳痒的麻烦就永远地一去不复返了，困扰了我大半辈子的耳疾竟戛然而愈。

然而，这并不意味我左耳的不幸就此结束。来美国后，我掏耳朵时发现左耳内有一块硬硬的东西，一碰就沙沙作响，便去一家医学院的附属医院看医生。医生告诉我，那是一小块暴露的骨头，是大多数慢性中耳炎患者痊愈后都会出现的遗留物。他还很和善地建议我："最好把它取掉，换一副人造鼓骨，可恢复百分之七十以上的听力，失败的概率只有三千分之一。"在头部动手术毕竟太让人揪心，我没多考虑就拒绝了。可是这位医生毫不气馁，再三向我说明取掉它的好处，甚至还在我离开诊疗室时把我送到门口。我挡不住他的那份热忱，到底还是走上了手术台。可是鬼使神差，我就偏偏撞上了那个小得几乎为零的"三千分之一"，听力不升反降，那植入的人造鼓骨还老让我觉着怪不舒服。

坦白地说，有一段时间我对那位极力劝导我做耳部手术的医生是耿耿于怀的。他显然是为了给医学院的学生提供临床实习机会才抓住我不放，我被他当作了实验品。不过不久我就谅解了他。我想，如果我的儿子学医，莫非我不希望他的指导医生为他物色一个合适的实习对象？如果我的女儿是医生，第一次给病人动手术失败了，难道我也要不依不饶？人同此心，心同此理，我不能那么自私！

不信母语唤不回

　　我来美国还不太久时，女儿带我到她的朋友家吃烧烤。那家的先生是位跨国经营的大老板，女主人却满脸愁云地向我诉苦，指着她儿子说："这孩子对中文没兴趣，我们教他，他越来越反感，送他去补习班，他也心不在焉，实在是拿他没办法！"初次见面，这话我不大好回应，因为我觉得那多半是娇生惯养的结果。

　　过了一段时间，我参加社区活动的次数多了，对华人圈子的了解也与时俱增。原来，上述华裔夫妇的教子之难并非个别特例，大多数华人朋友家的孙子辈都与之类似，尚未入学时，跟着大人说国语，念中文，倒也还省心；一旦进了两天学前班，回到家里就时不时蹦出个"yes""no"来；再过几周，更是叽哩哇啦的满口英语，弄得不懂洋话的爷爷奶奶口张眼傻。父母自然也都是煞费苦心想方设法让自己的子女延续母语，却多是成效不彰。

　　出现这种情况，当然不能责怪那些天真烂漫的新生代。我思谋过，有两大因素左右了孩子们的语言取向。一是拼音文字确有其易学的一面。就说英语，只要记住了二十六个字母，掌握了基本的拼读规则，即可见了单词能发音，听了语音能拼写。这比字与音基本上没有什么关联，每个字还有四声之别的中文要好学多了，当然受初学者的欢迎。二是孩童天生活泼好动喜欢玩乐。美国的学前教育安排的就都是唱歌、跳舞、玩游戏、做手工之类的娱乐性课程，教学方式又十分民主开放，孩子们在各种轻松愉快的活动中学会了一些简单的技能，也学会了相关的英语，这是顺乎自然的寓教于乐，完全与儿童的天性相契合。可是在中国家庭教育里，父母望子成龙心切，爱跟私塾先生似的，早早就让孩子埋头死记硬背一些他们根本不知所云的东西。孩子没进过学校门时还能无条件地唯命是从，一尝过学前教育的"洋"甜头，谁还乐意回到枯燥无味的书桌前受那份"中国"罪？

不过，尽管如此，父母也并非对子女的学习毫无影响力。2007年我女儿家附近搬来了一户自台湾移民过来的母女三口。攀谈中我们发现那两个出生在美国的女儿都说得一口相当纯正的国语，颇感惊异。那位母亲告诉我们说："我曾为此下过一番狠心，规定孩子在家不论是要吃要喝要穿还是要玩，都必须以规规矩矩的国语说清楚，否则一概不予满足。她们受不了我的说一不二，只好一到我跟前就干脆全说国语。久而久之，就成现在这样子了。"无独有偶，两年后我们又结识了一对自北京移民过来的中年夫妇，他们育有一儿一女。我去他们家串门时同样惊异地发现，兄妹俩满口都是十分地道的京片子，于是探问其教养之道。孩子的妈妈说："很多朋友告诫我们，父母千万不可拿孩子当自己提高英语口语能力的磨刀石，那最容易削弱自己对孩子学中文的引导力，所以我们约定，一家四口之间必须说中文，谁违规谁道歉。开始时我们故意失误道歉了两回，俩孩子觉得挺好玩，就跟着按规定做下来了。"

两家的经验表明，母语是完全可以唤回的，关键在于父母要有可行的措施，并能持之以恒。

公寓菜市乐融融

　　我们老年公寓的居民，百分之八十以上都已年逾古稀。为了减少老人们外出采购的劳累，公寓每逢周二上午就在礼堂外的喷水池边用长方形餐桌拼出一溜菜摊，出售一些常见的蔬菜瓜果。

　　所有的果蔬都是由一家食品市场送来的，按个，按把，按捆，或按包标价零售，不用称量，便于结账，所以摆放货物、照看摊位及收取菜款之类的工作都由本公寓的居民义工担任，而且都干得井然有序。特别是两位在出口处负责收款的老太太，一位八十有六，另一位虚岁九十，一年内过手的资金不下万元，几乎没出过差错，眼明手快，头脑清醒，令人敬慕。

　　卖菜每次都在上午十点准时开始。颐养天年的老者有的是时间，很多人都会在此前半个多小时就提着购物袋走进礼堂，坐在那里等候。对他们来说，这半个多小时一点也不寂寞。这边几位头碰头传递八卦奇闻，那边几位严肃认真地交流保健经验，还有人兴致勃勃地讨论旅游计划，总有说不完的话题，没有冷场的时候，说到高兴处，就会突然爆发出一阵开怀大笑。最振奋人心的好消息来自一位周姓老大姐，她告诉大家，去年法国教育部门组织了一次全法中学生数学竞赛，全球各地凡以法语为主进行教学的中学都可派学生参赛。她的大孙子在湾区一家法国人办的学校念高中，数学成绩优异，法语也娴熟无碍，有幸受命出征，而且不负众望，力挫群雄，一举夺魁。周老大姐说得喜色难掩，听者则又是惊叹又是高兴，夸奖声，祝贺声和掌声立马响成一片。

　　我也是那菜市的常客。但我特别怕排队久等，每次都是挨到排队的人都进了场，菜摊前已没几个人选菜才姗姗迟去。那些守菜摊的都是我的老邻居、熟朋友，彼此平时就爱开玩笑找乐子，那长长的菜摊就更是大家尽情说笑的绝好平台。那天，我一进场就学着中央电视台春节晚会上常出现的那句台词大声说"我想死你们啦！"知道我爱迟到的守摊者们一听到我的声音，马上同声欢叫："啊，邓海生来了，我们快下班了！"随即，整个菜摊就活跃起来，这个劝我买富士苹果，那个向我推荐小黄瓜，还有的人指着一包蘑菇说："不买你会后悔！"一个个比推销自家的商品还热情。我打趣地笑他们："你们都是菜老板派来的托儿吧？"一位热心快语的大姐马上回敬："嗨，我们这不都是为你好吗？有人统计过，一般人一辈子花的钱都只占他挣得的三分之一，剩那么多钱你留着干什么，还不赶紧买点好的吃！"此话一出，跟前的几位同伙立即大声附和，并一人拿起一样菜装作要往我的菜篮子里放的样子笑着问："要不要，过了这村就没这店了！"我不愿扫他们的兴，再说他们知道我肺癌初愈，要我买的菜全都与抗癌沾边，便故作豪爽地大声说："好吧，我不辜负大家的一片好意，全要了！"等我最后选完菜，一位守摊者不知从哪里端出一盘专供众人分享的点心，走到我跟前笑眯眯地说："你是今天的幸运采购员，想吃什么，拿吧！"

　　我挑了一块巧克力含在嘴里去付款，心里甜甜的，不光是巧克力好吃，还因为这有说有笑的买菜过程充满大家庭的和睦与亲热，人人乐在其中。

因祸得福

2012年8月8日上午，我太太游完泳乘公共巴士回家。离目的站十几米时她起身准备下车，不料司机因突发险情紧急刹车，她把持不住，向前摔倒在座椅旁。不知是撞到什么，她的腹部疼痛难忍，好一阵才爬起来。她是个还算坚强的人，站定后打算忍痛下车。可是司机赶了过来，把她安顿在椅子上靠着，并立即呼叫"911"求救。

美国的"911"确实神速，不到五分钟，警车，救护车，消防车便一一紧随而至，并迅速开始处置。当我接到他们的电话赶到现场时，我太太已安安稳稳地躺在救护车内，接受初步探查。我一上车坐到她身边，车队就往斯丹福医院急诊部进发了，一路上，医护人员还抓紧时间笔录她的病史。

斯丹福医院急诊部十分繁忙，我们到达时已无空闲病房，我太太只能躺在临时支在走廊里的病床上等待检查。不知是流程使然还是因为我太太年岁过大，这里的检查出乎意料地仔细。一会儿推进这个房间，一会儿推进那个房间，动用了血液化验、B超、X光、CT等必要的手段，分别对呼吸系统、消化系统和泌尿系统等部位进行检测，从中午将近十二点开始，一直忙到傍晚掌灯时分。最后，一位会说国语的医生来到我们跟前，轻声告知检查结果："摔伤问题不大，只是有些软组织挫伤，休息一段时间就会好的。但是在右肾上发现了阴影，疑是癌变的肿块，需做进一步诊断。"

这可真是"福无双至，祸不单行"！痛了大半天的摔伤不见减缓，癌症的威胁又袭上了心头！我们不敢怠慢，三天后便去见家庭医生，并被介绍到泌尿科做了更加专业的检查。最后的确诊结果是，我太太患有肾癌，肿块大至四公分，恰在右肾的中部，不宜局部切除，要把整个右肾拿掉。

主刀的是一位姓李的华裔大夫，术前他很耐心地告诉我们，每个人都有两个肾，切去其中的一个不会对身体造成多大影响，千万不要着急。如果老是为之不安，产生的负作用说不定比切去一个肾还要严重。他的劝慰既专业又浅显，很让人放心。手术以微创形式进行，只在我太太腹部开了几个小洞就将她的右肾完全取出，而且只在医院住了两个晚上就让她回了家。

手术是及时的，也是成功的，术后的几次复查都表明没有遗留问题。现在，大夫只要求她一年去医院复查一次，算是很幸运的了。

我太太是个豁达乐观得从来不知愁滋味的人，四十年前曾毫无畏惧地面对手术刀，闯过了腮腺癌一关，这次肾癌就更没有给她带来多大的压力。不过她对这次经历还是深有感慨。一位特别要好的朋友来看她，她笑哈哈地对人家说："我这是因祸得福。如果没有车上的意外摔跤，谁会想到去检查不疼不痒的肾脏？若是让这肾癌在不知不觉中扩散到其他部位，说不定用不了多久我就要跟你拜拜了！"

留心你的脚下

来美国后，常在公共巴士的下车处或是某些建筑物的阶梯口看到一句温馨的提示：留心你的脚下！这本不足为奇，而且它的意思只是让你注意，别踩空了摔跤。可是它却常让我想起另外两次反差极大的脚下意外。

一次发生在我来美国之前。有一天我出门坐公共巴士，乘客爆满，挤得有如沙丁鱼罐头。突然，一个穿戴并不寒酸的光头男子大叫一声："哎哟，谁踩了我的脚？"旁边一位女士知道是自己的失误，连说："对不起，对不起，人太多了，我的脚没处搁，碰了你。"那男子找到了承担责任人，来劲了："你的脚没处搁也不能往我脚上踩呀！哎哟，我的脚越疼越厉害，怕是伤了骨头，咱们得下车去医院检查检查。"女士一听急了，申辩道："你这人怎么能这样？我的脚没处搁，往下探了探，感觉到碰上了别人的脚，我就急忙提起来了，怎么会伤了你的骨头！"光头男子故意装得不急不火说："伤没伤骨头你说了不算，我说了也不算，得去医院看医生怎么说。"去一趟医院没有上百块钱是完不了事的，两人便越来越激烈地争吵起来。脚下的事，没人看见，谁都无法插嘴。那女士涨红了脸也百口莫辩，最后只得摊牌："明说吧，你要多少钱？"对方显然早有准备，毫不迟疑地回应道："五十块。"那时候的五十块比现在值钱，可是女士没法脱身，只好掏出钱来消灾，气得她车一停就挤着下去了。那无赖男子拿钱后的一脸得意之色则引来一车人鄙夷的目光。

　　另一次是我移居美国之后。一天早晨，我一如往常去附近商业街的一家百货店买报纸。时值上班之际，街上的行人倒是比平日多了一些，但远没达到摩肩擦踵的地步。不知怎地，我却心不在焉地一脚踩到了前面那位男士的脚后跟。我一醒过神来，深感歉意，连连说了几个"sorry"。被踩的男士手端一杯咖啡，正跟他的伙伴边走边聊。听到我道歉，忙回过头来，很客气地说："对不起，我挡了你的道！"说完，还给了我一个甜甜的微笑，让我的局促不安一扫而空。

　　这两件事的结局如此不同，而且在各自的国度里都不是仅此一次的孤例，令我一想起来心里就五味杂陈。中国春秋时期的法家代表人物管仲曾有名言："仓廪实而知礼仪，衣食足而知荣辱。"意思是国家强盛了，上上下下就都会注重礼仪，老百姓富足了，就人人都会有羞耻心和荣誉感。可是当今的中国，生产总值已稳居全球第二，人民的生活水平也早就让整个世界为之刮目，为什么还是有不少人的道德意识让人不敢恭维？真希望同胞们在拼命挣钱时，也留心一下自己的脚下，别在精神领域里失足或走歪，以致人家总把一个伟大的文明古国看成是不文明行为的最大生产国和最大输出国。

人老心莫老

人老的标志有很多，有人说是两鬓染霜，有人说是眼角出现鱼尾纹，还有人说人老先从脚下起。这些说法各有其理，但是这些标志都不足为虑，长几根白发，横几道鱼尾纹，不会对一个人的生活状态产生太大的影响。我倒觉得，最需警惕的是，别早早就没有了心劲，也就是说，要经常保持一颗年轻的心。因为心若老了，体格再怎么健壮也难以有所作为。心不老，身体虚弱一点也能活得很精彩。我有几个现成的例子。

一位邻居老太太，九十岁了，每周还要兴致勃勃地打几次桥牌。桥牌是项很典型的斗心眼的娱乐活动，极需思维敏捷。可是老太太一点都不露怯，往那儿一坐，就有一股子所向披靡的威势，没人敢因为她年高而掉以轻心。我不会打桥牌，但对老太太头脑之清醒甚是惊叹，曾问过她一个桥牌以外的问题："您已九十高寿，每星期还在咱们的公寓菜市负责收款，觉得吃力吗？"老太太笑眯眯但却毫不含糊地回答："那有什么吃力的？菜钱七角五分，人家给我一块，我找他两角五分，简单得不得了！"她那充满自信的回答让我一下子明白了为什么她能在牌桌上雄风犹存，她的心理年龄至多也就是六十来岁。

另一位邻居老先生，九十有三，头发快掉光了，只留下后脑勺上的大半圈，蛮像小人书里的智慧老人。老先生精气神挺足，说话还很幽默，尤其喜欢琢磨方言里的一些生僻字眼。他知道我对文学感兴趣，就隔三差五地找我切磋诸如"门旮旯的旮旯二字有无象形演变"，"把它们撂到另一摞书上的两个撂字有无区别"，"别把扁担戗在那儿的戗字怎么写"之类的问题。他的涉猎稀奇古怪，好些我也不得其解，但是我很乐意跟他疑义相与析，一方面是因为我从中获益不浅，另一方面是他那种"朝闻道，夕死可矣"的好学心态扫掉了我的不少暮气。

我自己也有一段很值得反思的经历。两年前，我学英语的积极性还很高，每天晚上入睡前都要躺着默背近四百句很有适用性的英语句子。坚持一年多后我发现，一间断十来天便几乎忘得一干二净，又得从头学起。如是者几次后，我认定不是我没有意识到英语的重要，也不是我舍不得下功夫，是我太老了，老得大脑已衰朽得有如一张使用过上百万次的复写纸，再怎么使劲划也留不下什么痕迹，于是很有自知之明似的中止了这方面的努力。不久前，我跟一位刚从国内来的年轻朋友谈起这事，他深有感触地表示了异议："学说外语是个实践性很强的过程。您的关键问题不在老而在于您只背不用，听觉系统和发声系统都没有得到锻练，很难记忆深刻。我在国内也花了不少时间学英语，很多句子也倒背如流，但是没有对话机会，没多久就全还给老师了。"年轻人的体验点化了我，我想起最近几个月每天早晨漫不经心地瞟几眼来自中国的对外英语电视节目，虽然大部分都听不懂，但也渐渐地越来越有些点眉目了，若是再专注一些，坚持下去，必能不断精进。由此我不禁警觉起来：老年人千万不要轻言自己衰朽无能，否则，会导致一身潜力都浪费掉而活得像半个植物人。

劫后虚惊

2013年，大夫切开我大约三分之一的胸围，取出了右肺中7.5公分大小的癌症肿块。手术很成功，我只在医院住了五个晚上就安然回家了。可是没料到，就在这一劫刚刚过后的大半年内，我竟接连遭逢了三次疑是癌变转移的虚惊，让我饱受冲击。

第一次出现在切肺三个月后。我在做CT复查时，发现左肺上部出现了乒乓球大小的阴影。主刀大夫告诉我，好像是肺部感染，但是刚做过去癌手术，不能排除癌细胞转移的可能。然后，他给我开了二十天内必须坚持吃完的抗生素，并嘱咐我吃完就去找他复查。

说实话，大夫这次所说的那个可能，让我比第一次听到自己患了肺癌还要紧张。因为肺癌切除后痊愈的患者并不罕见，但是一旦转移，就凶多吉少了。亏得几天后我又如约去医院做化疗后的复查，化疗大夫见我情绪有些低落，一脸阳光灿烂地对我说："没关系，即使癌细胞真的转移了，我们也有很多手段对付，没必要未痛先苦。"她的信心满满，她的亲切爽朗，使我大受鼓舞，我平静了许多。

很幸运，待我吃完二十多天的抗生素再去复查时，左肺上的阴影全部消失了，癌转移的第一次警报宣告解除。

又过了三个多月，我的右耳突然莫名其妙地听力大减。我去医院耳鼻喉科看医生。一位瘦瘦的女大夫对我做了全面检查。她发现我的声带上有一个明显的异常突起，把影像放大了十几倍给我看，然后以跟我的切肺大夫相似的口气对我说："好像是声带息肉，但是你刚做过去癌手术，不能排除癌细胞转移的可能。"我不由得又有点慌神了，忙问下一步该怎么办。大夫平静地说，开刀把它拿掉。这下我更急了，赶紧问："我爱唱歌，在声带上动刀，会影响我发声吗？"大夫见我似乎把嗓音看得比生命还重要，抿嘴一笑，说："我会尽力做得最好。"

感谢大夫，她真的做得既尽力又出色。手术一周后她告诉我，那异常突起只是块息肉，未发现癌细胞。更让我高兴的是，我的歌喉嘹亮依旧，听力不治而愈。

拿掉声带息肉不久后的一天上午，我又意外小便不通，忍到晚饭后已是越来越难受，不得不到医院挂急诊。大夫先为我装上导尿管解燃眉之急，几天后再探得我前列腺有点肥大。我问其缘起，他又复制了我的切肺大夫的口气："前列腺肥大是老年男性的常见病，但是你不久前做过去癌手术，不能排除癌细胞转移的可能。"这是我第三次遇上那个可怕的"可能"，心想："这死神是不是下了决心要跟我过不去？"不过我还是很冷静地继续了后面的医疗程序，做前列腺活检。

前列腺活检一般都是用弹簧针在核桃大小的前列腺上扎十二下，取出十二个不同部位的组织进行化验。谢天谢地，扎我的十二针没有一针带有癌细胞，而且我的尿道问题很快也消失了。我的第三次心跳加速终于也平缓下来。

大劫之后再来三次虚惊，着实相当折磨人。不过有句古诗说得好，"曾经沧海难为水"，如今，无论再出现什么新的病痛，我都能坦然应对。

服务街头乐趣多

从2005年到2008年，我身穿荧光背心，手持带有stop字样的交通指示牌，在一个十字街口服务了三年多，职业名称叫"crossing guarder"，也就是引导小学生们过街的保安员。每天在学生上午上学和下午放学时各工作一小时，但是每个工作日按四小时计酬，大体可以维持我的生计。

如果一定要挑剔的话，就是这个工作有点枯燥。说是上下午各工作一小时，其实上学和放学的人流高峰都只有十来分钟，紧张过这十来分钟，我基本上就无事可做了。为了消磨这孤寂无聊的剩余时光，我常常提着那块交通指示牌，沿着十字街口的四条过街人行道构成的方框作不离岗位的遛腿，或是站在方框的东北角上，享受一下近旁那户人家前院内树丛里散发出来的一种十分怡神的桂花清香。

不过，这工作的乐趣还是远多于枯燥。最大的乐趣就是每一个人流高峰到来时，我带着一批批天真活泼的孩子顺顺当当地过了马路，就乐滋滋地觉得自己这点余热总算起了点作用。特别是在一下子涌来很多孩子，交通情况突然变得特别复杂时，我会摇拨浪鼓似的摇动手中的交通指示牌，使劲吹一长声警哨，然后快步走到十字路口的正中心，再高高举着交通指示牌原地旋转三百六十度，将所有车辆止住，让孩子们毫不担心地走过自己要穿过的马路，直到每一个孩子都已到达安全位置，我再斟酌情况分别给各路车辆放行。我的动作做得既果决又熟练，几乎所有的驾车人从我身边驶过时，都会报以满意地微笑。这时，我既感激驾车人的密切配合，又再一次看到自己这个岗位的价值，颇有些自豪。

我的工作受到过往车辆驾驶人的赞许，也得到许多其他目击者的支持。往返经过我这个十字路口的学生，有一部分是由家长陪伴着的。这些家长在带着孩子接受我的引领时，总会很真诚地向我表示感谢。遇上重大节假日，好些家长还会教自己的孩子送我一些糖果或精美的贺卡。一个如此平常的工作也能受到人们由衷的尊重，在接受礼物时，我心里总是热乎乎的，与这些家长和孩子的关系也越来越亲密。一位在中国工作过几年的家长对古老的华夏文明很感兴趣，熟悉我之后希望我利用暑假教她女儿中文，我欣然应允，收费只取一般家庭教师收费的二分之一，我的主要目的不在挣钱，而在于增进相互交融。

在街头站了三年多，还让我结识了不少时常碰面的华人朋友。他们大都比我移民晚，看我有了工作，接触面广，猜想我对美国的情况了解比较多，就喜欢等我下班后站在街边跟我聊几句。住得近的甚至还把我邀到家里叙谈一番。还真有两位听了我的介绍后，抓住机会领表进行住房申请，终于搬进我们这个许多老者都求之不得的老年公寓，成了我的近邻。现在一提起这事，他们就笑着说，"百年修得同船渡"，能住到同一个公寓里来，至少也得有好几百年的前世修行吧！

节水有招

我太太本是个不怎么关心国家大事的人，这两年不知怎么就如同吃了什么开智药似的，展现出了极强的公民责任感。特别是在用水方面，一见我手脚大了些就摆出一副忧国忧民的姿态批评起来："花钱那么小气，用水倒蛮大方，你不知道咱们加州已连续大旱了好几年？"话不大中听，但她的心是诚的。不但心诚，她还真的琢磨出好些节水的招数。

有天，她在一家保健中心游完泳回来，满有兴致地对我说："游泳馆淋浴室里的喷头上有个小装置不错，用上它，四分钟后自动断水，淋浴者必须学会抓紧时间清洗干净，很省水，咱们也该学学。"我问她："咱们没有那个小装置，怎么学？"她显然已有谋划在胸，告诉我说："这好办，从今天起，你在里面淋浴，我在外面看表报时，我一说停，你就马上关上水龙头，结束洗浴。"我真是服了她，她硬是天天用这个办法折腾我，十来天就把我的淋浴从慢悠悠的十几分钟压缩到了紧紧凑凑的四分钟左右。现在，我不用她报时也能习惯成自然地完成那种限时淋浴了。

平时我们种花种菜，浇的都是淘米水和洗菜水。前不久，我太太突然对我说："别看你每天把废水积存起来浇花浇菜，其实节水这件事并没有深入到你心里去。"我摸头不知脑，问道："这话从何说起？"她说："你洗菜根本就没有个先后安排，拿到什么就洗什么。如果你先把比较干净的菜洗一下，再用这水洗带泥沙的菜，并在后面的涮洗过程中遵循这个先后顺序，不是又可以省下一些水来？"我看她考虑得很周到，赞许地点了点头。不想她又乘胜追击了："我还告诉你，你洗菜的用水方式也不科学。学化学的人都知道，将一盆水分成三小盆，再一盆盆地清洗同一批试管，比用同样一盆水一次洗那些试管要干净得多，这是通过严格的数学计算得出的结论。而你每次都喜欢把菜放在一大盆水里摆来摆去，以为只要水够多就不必多次漂洗了。其实，你这么做，费水，还不一定能把菜洗干净。"她这一说，我又开了一窍，问她："这么有价值的信息，你怎么不早说？"人家嘿嘿一笑："我这不也是刚从网上贩来的吗！"

最近，电视上的一则节水公益广告又开启了她的新思路。广告说："用盆子装着水洗碗，比开着水管使劲冲碗省水很多。"她觉得那盆里的洗碗水也有文章可做，便买了一个塑料桶和一个塑料盆，告诉我："先在塑料盆里放一小半清水，再加入清洁剂，用来擦洗油腻腻的碗筷。擦洗完后将这盆很脏的水倒掉，再以少量净水将碗筷涮洗几次，这时的涮洗水已没什么油污，你把它们积攒在塑料桶里冲洗马桶，咱们就又多了一项废水利用了。"她的节水精神令我感动，我开玩笑说："总统要是知道你这么不遗余力地为政府分忧，肯定会授你一枚节水勋章。"她赶紧回我一句："我会天天把那枚勋章挂在你胸前，时时提醒你用水不能大手大脚。"

自制一盏走马灯

过完春节，一下子闲下来了，突然想到要试着做一盏走马灯，赶在四月初送给我的宝贝外孙女，做她九周岁的生日礼物。

走马灯是一种看似宫灯又别有机关的大灯笼，它周围的六个主立面都改成了窗口，灯内装有一个带有人物彩绘的半透明纸筒，随着纸筒的不断旋转，那各色人物便轮番在各窗口展现。我第一次看到它时，跟我外孙女现在的年龄相近，觉得那灯筒真神奇得不得了。

进入中学后，我知道了那个能旋转的纸筒实际上是个倒扣在一根铁丝顶端的圆桶，它的顶部是一个圆形涡扇，点燃圆桶下的蜡烛，被烛焰烤热的空气便源源上冲，推动涡扇旋转。当时，我有心自己动手做一盏走马灯，无奈技艺不济且囊中羞涩，终于作罢。

这次做出决定之后，我兴致颇高，立即钻进我的小小工作间行动起来。先画出几张思路不同的草图，边对比便修改，找出最理想的整体造型和各部分的尺寸比例，再清点好各种材料，开始实际制作。

制作程序也是经过一番斟酌才定下来的。第一步，先用方木条拼接出一个完整的宫灯框架，再刷上红色油彩。第二步，用描好字画的半透明纸片将灯冠和灯座的各个小立面封闭起来，再对中间灯身周围的六个长方形窗口做些边角装饰。第三步，用较硬的纸板做一个仿飞

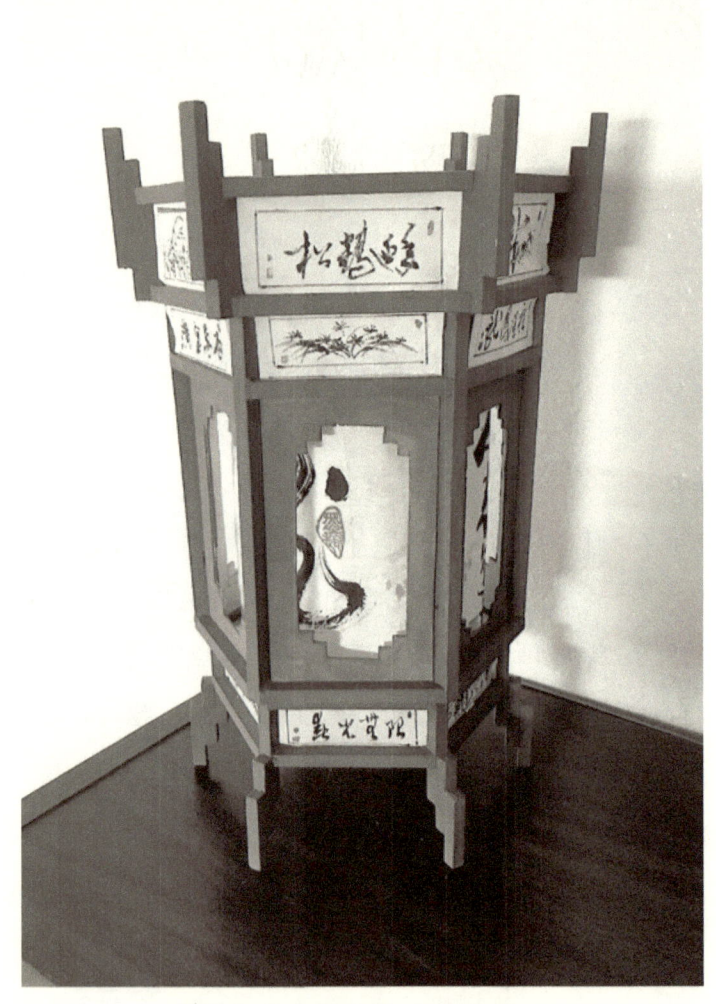

我给外孙女制作的生日礼物

机发动机的圆形涡扇，先在它的中心安一颗子母扣，然后在它的外缘粘上一个带有字画的半透明纸筒。第四步，在灯座中心立一根直直的尖铁丝，让它顶着涡扇中心的子母扣，再在灯座上固定一个12瓦的小灯泡。完成这四步，一盏有模有样的走马灯就基本告成，只要接上电源，小灯泡就能既发光，又为涡扇旋转提供热动力，较之点蜡烛安全方便得多。

　　第一次做这么复杂的灯具，难免修改返工之类的周折，但是我十分享受它的制作过程。不用钉子，不用榫头，只用木胶就把一堆长长短短的方木条粘接成了一个又古雅又结实的宫灯框架，比我预想的还有韵致，我闭着门自我陶醉了好几天。看着大大小小的字画为这盏灯增添了不少色彩，我很庆幸自己练了几年的书法功夫没有白费，终于派上了用场。以子母扣的小坑作涡扇中心的支点，是我在网上查资料时找到的一种巧妙办法，这不仅清除了我制作中的一大障碍，还让我豁然意识到，互联网不愧为一个能解答任何疑难问题的智囊，以前冷落了它，实在是一大失误。

　　外孙女生日的前两天，我把走马灯送给她。大开眼界的她惊喜万分，赶紧把它点在客厅里最显眼的地方，吃饭时还要端着碗看。生日那天，她把十几个要好的小朋友请到家里来开派对，很骄傲地站上小板凳对他们说："这叫走马灯，是我姥爷亲手做的！"小朋友们个个都羡慕得"哇"地一声张开了小嘴，睁大了双眼！难得外孙女有这样的好心情，我高兴得头都快晕了！

打工者的酸楚

来美国后，我打过几次工，都是在餐馆里干些粗活。开始时我以为我的打工伙伴们都跟我一样有合法身份，相处日久，交谈渐深，我才发现他们大都是偷渡入境的非法移民，几乎每个人都有一段难言的酸楚。

有个二十来岁的小伙子，老家在福建，结婚刚三年就到了美国。他是藏在一艘货轮的底舱里混过来的，先在洛杉矶装扮成船员登岸，后辗转来到北加州湾区。他说，他为了此次偷渡，打点各关节总共花了四十万元人民币，全是从亲戚朋友那里借的。我听了不觉一惊，问他："国内经济发展很快，发财的机会不少，你拿这四十万当资本做点生意，说不定也能混个百万富翁，何必要受这份罪跑出来？"他说："我的老家地处东南沿海，早年就形成了一种乡风，家家都得有个把男人漂洋过海挣钱，不然会遭人鄙视笑话。"我又问："你一下花了这么多钱，什么时候缓得过劲儿来？"他挺乐观地说："我算过这笔账，先用四年还债，再用六年净赚，十年一满我就卷铺盖回家！"在餐馆打工，吃住有保证，花销不大，他的计划是有可能实现的。可是这抛妻别子的漫漫十年会引来多少泪水暗流的不眠之夜！

另一位是四十多岁的张姓男士。几年前这家饭店开张时，他曾是主力大厨。干了三年，挣了一笔钱，回国去了。这位张大厨神通广大，去来如串亲访友，两年后又突然出现在店里了。老板见他是帮自己创业的功臣，继续留用他，顺便问他这回是怎么过来的。他很得意地压低嗓子说："我这回只花了八万，人家就把我从天津一直带到了你的店门口。"

可悲的是，这位老兄还没做满四个月就突发头晕目眩无法上班。休息一星期后虽有好转之势，可是老板担心他患的是轻度脑中风，一旦严重复发有个三长两短，店里得承担很多罪名，赶紧替他买了张机票把他打发回国了。这一趟，他肯定连支付蛇头的八万元交易费都没挣够。

最惨的是一位来自东北的老赵。他是花了十五万元，让黑中介替他办好各种假证件，以商务考察的身份来美国的。已在好几家餐馆做过。此君胆小，揣着几份假证件总有些心虚，一看见穿制服的彪形大汉就以为是联邦警察，悄悄往一边躲。更麻烦的是他患有严重的糖尿病，每天跑厕所无数次，吃饭时自己煮点少油寡盐的瓜菜果腹。终于有一天被老板娘察觉，很快就被辞退了。离店时，大伙见他一脸菜色，都劝他早点儿回国保养身体，他也连连称是，可是五天后，他从洛杉矶打电话来告所他的原室友，他又在那里的一家中餐馆找到了工作。室友带着同情责备他："你还要命不？"他哽咽了："挣不够十五万，没法回去见亲友。我也是迫不得已！"

美国离不开非法打工者，类似的打工悲剧比比皆是，不足为怪。怪的是这一幕幕都出现在世界上两个最富有的国家之间，让人费思量！

人在福中

出门往西走，十来分钟就到了本市最主要的老年活动中心。

四五年前，这个老年活动中心的服务人员清一色都说英语，来活动的人似乎并不多，显得有点冷清。这几年，为了适应市里华人移民的日渐增多，他们请了几位会说国语的义工，前去活动的华裔老者就越来越多了，人气也随之旺了起来。

与其他同类单位相比，这个老年活动中心占地面积不算大，但也是阅览室、资料室、手工室、绘画室、电脑房等一应俱全。有些人喜欢做完晨练后，来这里喝一杯免费热咖啡，或呷几口清茶，再吃点合胃口的点心；如有兴趣，还可以随意翻翻报纸，看看画册。要的是那份悠闲。另有些人则爱在午休过后相约来到这里，或编织，或上网，或敲子对奕，或你弹我唱……这部分人大都是聚在一起就来精神，对关起门来自娱自乐兴趣不大。我属于前者。

我和这个老年活动中心结缘，始于五年前的那个春天。那年，我太太突发腰椎病，行走有些困难，医生给她开了一纸证明，让她去自费买一台可减价的步行轮椅。到专卖店问了问，这类产品不便宜，减价也得近200美元。这对我们来说，是笔需要掂量掂量的开支。正在我们犹豫之际，一位邻居告诉我："听说老年活动中心有好心人捐赠给老年人用的保健用品，可免费借用，你们不妨去试试。"真是有福之人不在忙，我和太太拿着医生的诊断书去该中心一说，值班老太太去库房一查，还真的有一台十分理想的步行轮椅闲在那里待借。我问："借用有期限吗？"老太太笑容满面地说："没有，什么时候不需要了你再还回来。"轮椅这么称心还分文不取，老太太那么和蔼可亲简直胜似亲人，我和太太喜出望外，一下子觉得这老年中心温暖如家。

打那以后，我们便成了这家老年活动中心的常客，我甚至还随着我们公寓的合唱团来这里做过几次慰问演出。

从去年开始，该中心又实施了一项健康饮食计划，每个周日的中午向老年人提供按科学标准烹制的营养午餐。伴随这一计划的，还有另一大利好，如果你需要公共交通月票，只需填一份申请表，每月在这里吃够四顿饭，到了月底就会邮给你一张公交车免费乘车卡。我没有私车，又常出门采购，有张乘车卡自然是省钱多了；我太太每天去体育馆游泳，就更需要免费乘车月票。于是我们俩今年四月也参加了老年活动中心的这项计划，履行了申请手续，并至少每月去那里进餐四次。按目前的实施办法，标价是每人每餐3美元，但交与不交由进餐者酌定，并不强求。提供又健康又便宜的午餐，还白送一张价值25美元的老人乘车月票，这跟天上掉馅儿饼有什么区别？我和太太深感蒙福非浅，虽然每次都如数交付饭费，仍满怀亏欠之意。

小花初绽朵朵红

　　每个双月的第一个周六晚上，我们老年公寓的礼堂里就会热闹一回。那是湾区的华人学生演出队带来的盛况。

　　湾区华人学生演出队其实没有一个很正式的名称。队员全部来自华人家庭。他们从小就开始学习各种演奏和演唱技能，达到一定的水平时，家长就继续花钱把他们送给一个由华人音乐工作者组成的艺术协会挑选，合格者即成为该队队员。协会的任务就是把这些基本功比较扎实的孩子组织起来，按各人之所长分别排练一些节目，再带他们到湾区各地进行表演，让他们有比较多的机会登台实践。

　　演出队的成员均为在校中小学生，年龄最小的只有八九岁，最大的面临高中毕业。所学以西洋乐器为主，也有古筝之类的中国乐器。年龄大的，练功大都在七八年左右，不乏身手不凡的高手，好些都能参加专业演出。年纪小的也不容小觑，带着一张充满稚气的娃娃脸，腼腼腆腆地走上台，也能演奏得有模有样，有板有眼，常逗得台下的老爷爷老奶奶们又高兴又怜爱，举起手机不停地留影。

　　华裔老人们一般对西方音乐都不很熟悉，演出队便特地为我们排练了一些中国乐曲，比如，古曲《春江花月夜》、粤曲《彩云追月》、芭蕾舞《红色娘子军》选段和大型交响乐《梁祝》。一出现这类节目，台上台下的交流互动就明显加强了。记得在《梁祝》的演奏中，有一段大提琴和小提琴的你咏我叹，把梁山伯与祝英台的相互倾吐演绎得如泣如诉，哀婉动人，听得台下个个心驰神往，脑袋轻摇。老人们看完这类演出，似比参加了一次朋友聚餐还亢奋。

这演出队里有两个成员给我留下了十分深刻的印象。一个是两年前已考入哈佛大学的钢琴小帅哥。他弹的乐曲全是欧洲古典音乐大师的经典作品，演技炉火纯青，或如行云流水，或如惊涛滚雷，总能动人魂魄，每次都被安排压轴登场。很多观者也正是冲着他的演奏走进礼堂的。我问他们的领队："如果在国内，这孩子的水平属市级、省级，还是国家级？"领队告诉我："他已在不少国际钢琴大赛中获奖，到中国的任何一个国家级文艺团体，都会是个一流演员。"另一个是我的邻居老太太的孙子，念初中，擅拉小提琴，两年前随队来公寓崭露头角时就被大家一致看好。今年夏天，他又利用暑假花三千美金考入斯丹福大学的乐团作为期一个月的见习训练。他是今年唯一被录取的考生，也是该乐团历年来年龄最小的见习者。老太太告诉我这消息时，乐得眉开眼笑。

铁打的营盘流水的兵。这个华人学生演出队已在湾区活跃了多年，每年都有一些高中生因升学或其他原因离队而去，也有一批充满活力的新鲜血液补充进来，而且明显有着一批更比一批强的总趋势。所以每次来到我们公寓，总会为我们这些暮年老者带来一种在满园春色中看到小花初绽朵朵红的喜悦，而不会出现青黄不接的缺憾。

美国人的穿着

美国人崇尚自由，注重实用。表现在衣着方面就是，除了那些特别注意形象的社会名流或是受规章约束的职业人士成天西装革履一副绅士派头外，一般民众都穿得随心所欲，只要自己觉得穿着舒服漂亮的衣服，无论多么异乎寻常都可上身，走在街上也决不会有人说三道四。

最早让我明显感到美国人并不那么讲究衣着的一件事发生在"911"恐袭的一个月之后。那时我刚来美国不久，女儿按几个月前预定的安排带我去纽约旅游。有天晚上要去百老汇看一场水准很高的音乐会。事前我和女儿都觉得，在这么知名的国际大都会，看那么隆重的高雅演出，观众们一定是女士个个珠光宝气，男士人人衣冠楚楚。为了不在老外面前丢面子，我们俩一人现买了一身价格不菲的盛装，兴冲冲地进了剧场。没想到看完演出走到灯火辉煌的门厅里放眼一扫，如潮的人群大都穿戴得很平常，着意打扮的并不多，反倒显得我们父女俩模特似的格外惹眼。

在美国，不光是一般民众在穿着方面不为陈规所囿，连堂堂的总统着装也会不时赶点潮流。常以健步小跑登台演讲的现任总统奥巴马穿着大妈型牛仔裤为2009年棒球大联盟全明星赛开球就不用说了，早在1993年，风度翩翩的克林顿总统在第一次APEC领导人会谈时，就以一条时髦的牛仔裤占尽风光。最近我看到的一张前总统小布什的生活照更让人大开眼界。他当时正在得克萨斯的农场干活，穿着一身劳动服，蓝色牛仔裤的膝盖上竟然也有两个让时尚青年们觉得酷到不行的破洞！

也许正是因为尊重每个人的个性发展，我在美国很少看到中小学有统一的校服，几乎所有的学生都完全按照自己的喜好着装。我曾在一所学校附近的十字路口为引导孩子们过马路站了三年岗。有个每天从我身边经过的尖鼻大眼小学生令我印象十分深刻。他一年四季都只穿从不改变的老三样：一件带花格的T恤衫，一条齐膝盖的短裤，一双带蓝花的旅游鞋。虽然北加州湾区中半岛四季如春，冬天也还是偶有接近冰点的气温，可是他似乎没什么不适的感觉，每天照旧以同样的装束背着个双肩挎的大书包，将两只胳膊抱在胸前，从容不迫地上下学，也从不见他生病。

也算是无独有偶，我那个在美国土生土长的外孙虎子在衣着上也十分偏执。在我的记忆中，他打从跟着父母搬到旧金山念高中后，每次来看我和他姥姥时穿的也总是那始终如一的老三样：一件灰色绒布夹克，一条黑色长裤，一双比他爸爸的尺寸还大的白色旅游鞋。即使是夏天也照穿不换。我问他热不热，他总是抿嘴一笑说："No！"我也确实没见他出汗。更有意思的是，半个月前他在妈妈和妹妹的陪同下去法国巴黎开始他四年的大学生活，传回一张在那所大学校园里的照片，身上的衣着依旧是他不离不弃的"灰黑白"三件套，让我和他姥姥两人看得哭笑不得。我心里暗暗思忖着："我倒要等着看，这小东西毕业回国时是不是还放不下这身行头！"

从回锅肉说起

　　我爱吃回锅肉，无论去哪家餐馆吃饭，必点这道菜，每次吃完仍总觉得余味无穷，心满意足。可是有一家的回锅肉，却弄得我哭笑不得。

　　那是两年前秋日的一个傍晚，快要吃晚饭了，我和我太太不约而同地想打一回牙祭，便一起去了商业中心西头的"佳佳饭庄"。落座后，我们点了一荤一素一汤，外加两碗米饭。不用说，那一荤就是回锅肉。那天客人不少，我们等了十多分钟服务员才端上菜来。令人大感意外的是，他端来的那道荤菜与我们心中的回锅肉相去太远：白生生的肉片，软耷耷地堆了一盘，既没有被炒过的迹象，也没有什么配菜相混，更看不到葱姜蒜和辣椒的踪影，倒很像是刚从白开水里捞出的水煮鱼片。我们两人瞪大了眼，左看右看看不出个眉目来，直以为是服务员错把别人的菜送到了我们的桌上。正欲举手发问时，那送菜的服务员早有准备似的赶紧过来抢先说道："这就是回锅肉。"我说："这是哪个菜系的回锅肉，我怎么从来没有见过？"服务员听我这话似有点行家的口吻，忙笑着说："我们知道中国人可能不喜欢这种烹制方法，可是老美就乐意这么吃，我们也只得这么投其所好。要不这样吧，我给两位换一道菜，任你们另点，行吗？"我心想，既然人家已送到桌上来了，好歹也费了一番功夫和油盐，便在谢绝了服务员的好意后，跟我太太一起凑凑合合地将那盘美式回锅肉分享了。不客气地说，那味道跟在滚水里烫了几下的鸡胸肉片没多大的区别。

有了这次不顺心的经历，我就再也不愿光顾"佳佳饭庄"了。遇上嘴馋时，便拽着太太到它北边不过一箭之遥的"福满楼"去潇洒一回。"福满楼"是一家地地道道的四川饭店，川味十足。香辣可口、肥而不腻的回锅肉更是做得让我饭量大增。吃过几次，高兴得我见了熟朋友就帮它做义务广告员。可是不知怎的，这么一个极具特色的好饭店，不到三年便悄然关张了，实在令我诧异。

令我诧异的还不止这家四川饭店，就在"佳佳饭庄"另一边不远处，有一家印度人开的餐厅，听说经营的是绝对典型的印式料理，香料多，烧烤出色，咖喱别有风味，很得其本国侨民的青睐。可是我每次从它门前经过时，总有些冷清之感，蛮担心它会维持不久。不幸的是我的担心不是杞人忧天，不到一年的时光，它的老板便真的关门走人了。

两家特色鲜明的饭店都栽在这堪称繁华的商业区，好像有些不可思议。细细琢磨一下，其实并非偶然。原来在这地段熙来攘往的人群中，百分之九十以上都是土生土长的美国人或拉美移民，他们的饮食习惯与亚洲人大异其趣，所以你越是坚守自家特色就越容易水土不服，最后落个无疾而终。"佳佳饭庄"能热热闹闹地维持下来，那是由于他们有大胆改革回锅肉的那种适应能力。

中国文人常爱说，"越是民族的，就越是世界的"。看来，这话未必什么场合都适用。

贵在防患于未然

这两年，我们占地面积近两万平方米的公寓展开了大规模的住房整修，迷宫般曲折回环的四层楼房，到处是脚手架和各种建筑材料，维修人员天天忙个不停。

从目前的施工状况来看，外墙面覆盖的鳞片式保护板全部要除旧布新；每一个阳台都将拆掉重建；所有的窗户和滑动玻璃门都会被新产品取代。我有点可惜地问一位会讲中文的维修工："很多玻璃门窗都相当完好，为什么也要更换？"他说："同型号的产品都有大致相近的使用年限。年限将至时会陆陆续续出问题。与其今天应付这里，明天应付那里，不如一次性全盘处理省时省事又省钱。"听了这个回答，我很佩服美国人的精明，从局部看，似有些大手大脚；就整体而言，却是最合算的明智选择。

与这两年在墙体上做文章相比，公寓的内部维修就更为频繁。四层楼几百户住的全是垂暮老人，占用房子的平均周期并不长。每腾出一套住房来，公寓都会组织人力进行一次彻底的清查，凡有松动或损坏的地方，能修即修，不能修则换；从厨房到起居室再到卫生间，从天花板到墙皮再到地面，该清洗的清洗，该粉刷的粉刷，全都焕然一新，想找点旧日遗痕都难。这不但让每个新住户进来时都有搬入新房的喜庆之感，也能使整个建筑得到防微杜渐的保护，从而取得延长使用寿命的效果。

除了送旧迎新的例行养护，公寓里还常年保持着一支由十来个人组成的检修队伍，定期对住房内的各种设施进行检查测试，包括供电系统、供水系统、供暖系统以及报警系统。这种居安思危的做法，可清除隐患，确保上述各系统正常运行，让我们这些体衰力弱的老年住户生活得舒适，安稳，放心。

综观以上这些举措，贵在"防患于未然"五个字。事实上，很多灾祸的酿成是存在一定内在规律的，比如材质老化了，构件疲劳了，环境变化了等。遵循这些规律，提前做一些预防性的工作，即使须支付一些费用也是值得的。如果硬要等到门窗砸到人了，阳台坍塌了，报警器有警也不报了，再来点马后炮，损失就是灾难性的了！有人告诉我，我们这座公寓建成已半个多世纪了，还从未出现过因维护不力而引起的麻烦，实在应该感谢管理者尊重科学规律，善作未雨绸缪之举。"防患于未然"的观念在很多古汉语著作中都有记载，是中国古人吸取无数惨痛教训后的宝贵经验总结。可惜很多动不动就以炎黄子孙自傲的现代中国人并未牢牢记取。一栋楼房建成了就只管住，灰头土脸多少年也不见有谁为它美容一下。有些外表看起来很漂亮的办公大楼，厕所里的污水淤积到不得不扔些红砖头在里面垫脚进出也没人收拾。更有甚者，特地用来防患于未然的水泥拦洪大堤里居然也敢用竹条代替钢筋，实在是辱没了老祖宗的思想智慧！

吃在美国

我在美国待了十好几年，绝大部分时间过的都是颐养天年的闲散生活，怡然自得，无所用心，所以对美国社会的了解不全面，也不深入。但是俗话说得好：人是铁，饭是钢，一顿不吃饿得慌。我再怎么无所用心，也不能不对吃饭问题给与必要的关注。

吃，对大多数美国人来说都是一项完全不需要掰着指头细抠细掐的日常消费。早在来美国之前我就听说，美国的恩格尔系数是全世界最小的，只有百分之十六，也就是说占美国人口绝大部分的一般工薪阶层，花在饮食方面的钱只占他们总开支的六分之一左右，就算是顿顿不断鱼肉也动摇不了他们的经济基础。这就不难理解，为什么美国街头肥胖者比比皆是，却很难见到一个瘦骨嶙峋或是面带菜色的人。

美国的恩格尔系数小，源于其国力强大，物价低廉，国民富足和社会调剂系统的完备。这不仅使得她的普通民众用不着为了积累财富而在舌尖上打主意，即使是收入很低的家庭也完全不必以水煮盐拌度日，因为无论他们身处何地，都能以低收入者的身份得到食物券，食物房，棕色袋子以及免费食物项目之类的食物救济。救济量之大，几乎可以满足那些惯于吃西餐的人群的全部需要。我本人入籍美国时已垂垂老矣，没有工作能力，也没有任何积蓄，只靠称之为SSI的社会补助生活，每月不足千元，可算是很典型的低收入者。可是我每周都能领到很多免费的家常食品，只需去超市买几斤自己偏爱的肥猪肉和一些中国蔬菜水果做补充就能过得顿顿饭足菜香。这使我个人的恩格尔系数只比整个美国的平均恩格尔系数略高一点点。按照德国经济学家恩格尔老先生当初的定义，恩格尔系数在百分之四十到百分之五十之间为小康，我的生活水平已远远高出小康社会的普罗大众。

其实，也不光我这类低收入者活得挺滋润，连那些流落街头一文不名的美国穷人都无须为一日三餐发愁。美国是个信仰自由的国家，各种宗教组织自立并存，形形色色的教会随处可见，尤以基督教会居多。其中，很多教会都免费向社会施舍膳食，有的一周一次，有的一周两次，还有更多的。他们每次都以营养合理的套餐接待前去进餐的人，厅堂洁净，桌椅井然，人们边吃边聊，有时还有小乐队在台上弹唱助兴，很像是一种愉快的聚会。

我曾怀着好奇心跟朋友一起去一家每周供饭五次的基督教会享用午餐。餐厅很大，提供的也是套餐，而且主食、副食和饮料常有不同品种任人选择。我吃完后，还提着人家送的两大袋蔬菜、水果、面点和果汁回家，让我好几天都没有大动灶火。尤其让我感动的是，在教会服务的义工们个个和蔼可亲细心周到，对就餐者像家人像朋友，丝毫没有一点鄙夷不屑的意思。记得一位教会的兄弟曾告诉我："施舍的最高原则是保持受施者的尊严。"这是我来美国后听到的触动我的灵魂最深的一句话。那些满腔热情的义工完全彻底地将这句话融入了自己的行动，令我敬佩不已。

看 牙

　　来美国后，我发现在牙齿的保健和治疗方面，美国人远比中国人重视得多。美国的牙科诊所有如药房，几乎随处可见；美国的孩子换牙之后，都会进行牙齿矫正。而中国作为世界人口最多的国家，人口密度远大于美国，可是除了在大医院里有专门的牙科医生外，想找个专看牙病的地方就颇费周折了；中国的孩子矫正牙齿，似乎也才刚刚起步。

　　我移居美国后，也是在有了政府提供的医保之后才去找医生看牙的。遗憾的是我进的第一家诊所给我留下的印象实在欠佳。我的主要目的是去清除沉积了一辈子的牙结石，而我的那位王姓医生总说我的牙齿还有其他问题需要先行处理，要我按她的安排一步步来。多次之后，我牙齿的所谓其他问题依旧没完没了，我不由得疑心她是想方设法在我这个患者嘴里挖掘"钱"力，遂渐生反感。更严重的是，有回她在我的牙龈上注射麻药，忘了在外部抹点麻醉剂，疼得我整整一上午坐立难安。这不仅让我从此对这家诊所敬而远之，还让我对看牙有了一种隐隐的恐惧。

　　可是牙结石毕竟是个很讨厌的东西，不疼不痒，却为多种病菌提供繁殖温床。这些病菌频频作祟，弄得我口腔里今天这里红肿，明天那里出血，甚至常常殃及我的内耳道和咽喉。年过古稀之后，它们为害更烈，我不得不另找医生以求彻底处理。

彻底处理的最佳方式就是深度洗牙，把牙结石全部铲除。在加州，做这样的处理是需自己付费的，而且价格不菲。我跑了两家诊所，一家要760美元，另一家便宜一些也要400美元。差价如此之大，我甚感疑惑，便征求女儿的看法。她说："价格不同，处理的方式可能会有所不同，你需要根据自己的牙齿情况进行选择。美国的牙医费用确实偏高，可是花点钱保健康还是值得的。您看我妈那几颗坏牙整得她多惨，一口饭含在嘴里，翻来倒去嚼不烂，稍一不慎就疼得龇牙咧嘴。您信不信，如果现在有谁能让她再生一口好牙，要她拿出几千美元的酬金她也不会有丝毫的犹豫。"女儿的话倒也在理，我哆哆嗦嗦地掏出400美元进行了此生第一次满口牙齿的深度洗。不想医生还一边洗一边跟我开玩笑："您的牙结石这么厚，我的手都抠酸了，真后悔没要您双倍的价钱。"说得我好难为情。

这深度洗牙还真是立竿见影，难闻的口气随之就消失了，隔三差五的口腔上火不多见了，耳膜爱沙沙作响的怪现象也很少再现了！这些效果不但减轻了我的好些痛苦，还强化了我的牙齿保健意识。现在，我一吃完饭就赶紧刷牙，还要用又细又小的尖牙刷把牙缝一一剔除干净，下决心让病菌在我口腔里无处栖身，无食果腹。

我的洗牙疗效好，也鼓舞了我的老伴，没过几天，她也去到那家诊所求助。还是给我洗过牙的那位医生接待她，帮她把坏牙拔了，让她过两三个月再重装新的。她现在虽然吃饭还得细嚼慢咽，但已不必担心一碰就疼了。

公寓万圣夜

　　每年10月31日晚，称为万圣夜，又叫鬼节。虽然在西方早期的传说中这是个人和鬼在阴森恐怖之中冷眼对峙的严酷夜晚，可是随着时间的推演，它已经变成了一个任孩子们尽情玩乐的喜庆日子。每到这天晚上他们就穿上自己喜爱的化装服饰，提着南瓜灯，在父母的带领下去一些有节日布置并开着灯的人家敲门，一边口中念着"trick or treat"，一边等着人家施给糖果，直到兜里的糖果已沉甸甸装不下了再欢天喜地地回家。

　　为这个万圣夜兴奋的远不止孩子及其家庭，连一些热情好客的社区也会跟着热闹一番。我所住的老年公寓就是其中表现得颇受周围民众称道的一个。每年十月一到，公寓里的工作人员便开始为迎节万圣夜忙碌起来。她们先在一楼弯来拐去近300米的走道两侧的墙壁上铺满棕红色或黑色的底衬，再在底衬上挂上种种与妖魔鬼怪有关的图片和画像，诸如白脸僵尸、披着斗篷的骷髅、草丛里的荒坟野冢，藏在树荫里的大黑猫，以及骑着一把长扫帚在月光里飞来飞去的巫婆之类。然后再在天花板和两壁之间横横斜斜地扯上一些白色丝棉状纤维，并在其间挂上一个个纸剪的黑色大蜘蛛。此外，在走道的拐角处，还要摆放一些姿态滑稽的稻草人或是刻着笑脸鬼的金黄色大南瓜。经过这一番精心布置，整个公寓的一楼就充满了浓浓的鬼节气氛。而与此同时，公寓门外也立起了几处广告，欢迎住在附近的小朋友届时前来共度欢乐之夜。

除了在一楼的走廊制造一个带有穿越意味的鬼怪世界，还有另一个例行的重要环节不可或缺，就是买来大量糖果，分配到一楼住户中的六七户人家，再由他们在万圣夜分发给来公寓过节的小客人。我正好住在一楼，也很喜欢凑这个热闹，已连续五年承担了坐在家门口发糖的任务，而且留下了不少美好的回忆。每当一批批身着魔鬼、巫婆、武士、公主或王子服装的孩子从我门前经过，并照例说一声"trick or treat（不给糖，就捣蛋）"时，我就赶紧往他们的小提兜里放几颗糖，让他们乘兴而来，高兴而去。特别有趣的是那些刚刚学会走路的小不点儿，往往会挣脱爸爸妈妈的手，摇摇晃晃走到我跟前，一边叽叽咕咕嘟囔着那句他们并不理解的"trick or treat"，一边直接就伸手到我的糖果盒子里抓糖。这时，他们的爸爸妈妈大都会弯下腰来轻声告诉他们不可以这么不客气，被逗得忍不住捂嘴大笑的我则会满心欢喜地为孩子的天真可爱给予额外的奖赏。

小朋友到我们老年公寓来共享万圣夜，感受到的节日乐趣其实比外面要多很多。他们不光是可以得到一大堆糖果，还能在走廊的十字交叉口或临时设置的游乐场参加各种各样的游艺活动，比如扔塑料圈套小纪念品、用皮球投小篮筐、捂着眼睛找自己家里的人、做快速数学计算等。这些活动都是有奖的。孩子们玩得入迷，舍不得回家，当义工为他们服务的爷爷奶奶们也个个眉开眼笑，就好像在重温含饴弄孙的天伦之乐。

脑变的悲哀

上了年纪的人容易出现脑功能减退，医学上称之为老年性脑变。一旦脑变明显，就是件很令人苦恼的事：拿东西丢三拉四很寻常，忘吃药忘冲厕所的事也时有发生，更麻烦的是出去遛了一圈，想回家却找不着门。我住的老年公寓白发翁媪成堆，或轻或重的老年性脑变患者很有几位，常闹出些让人哀叹的困窘。

几年前的一天晚上，一位瘦瘦的老外敲开我的门，颤颤巍巍地小声问我："你知道我的家在哪儿吗？我想回家。"我常在一楼门厅里看见这位老迈的邻居，但不知其姓名，也不清楚他的房间号码，便扶着他一起乘电梯下到一楼，再带着他在附近的走廊里找寻。他一直目光呆滞地轻晃着脑袋，佝偻着身子跟着我。待走到一堵整整齐齐地镶嵌着一排排私人邮箱的白墙跟前时，老人像是在大海上突然发现了灯塔，一下子摸清了方向，转身就朝斜对面的那个房间走去，掏出钥匙开了家门，再满含歉意地看了我一眼，进屋去了。看在眼里，我有点心酸。

另有一位白发老先生，病情似比上述瘦老外更严重一些，闹出的麻烦也更让人啼笑皆非。那年的夏季，他一连几天到了傍晚回家就找不着路，而且老是闯到我们那层楼的一个华裔老太太家门口，说那是他的家。老太太是单身，胆子又小，见一洋人老头儿天天往家里闯，疑心他图谋不轨，吓得赶紧跑到公寓办公室去告了一状。办公人员知道那位老先生的行为乃痴呆所致，只得耐心地向这位受惊的老太太解释。误会倒是解除了，可是老太太余悸犹存，其后十来天的时间，一到傍晚就锁好门，去外面溜达好一阵，以回避那说不清又恨不得的纠缠。

最有趣的事发生在同住在二楼的沈大姐和罗大姐之间。她们俩都来自青岛，一位已年逾古稀，另一位八十出头。前不久的一天，两人边走边聊，回到公寓意犹未尽，又一同往沈大姐家走，准备进了家继续聊下去。可是到了沈大姐家门口，罗大姐以为到了自己家，习惯成自然地掏出钥匙开锁。沈大姐见罗大姐忙着开门，也毫不怀疑这就是人家的家，便一声不吭地站在一旁等着。人糊涂了，锁可没糊涂，罗大姐折腾了好几分钟，怎么也扭不动手里的钥匙。沈大姐见她有点着急了，打算上前帮她试试。正当她要伸手时，罗大姐骤然意识到，这正是沈大姐的家。结果，两人都笑到肚子疼，说道："咱们俩大哥别说二哥，都痴呆了！"

严格说来，沈罗两位大姐的乌龙未必真的属于痴呆，或许是因为她们的注意力太集中于自己的话题了，对待家门的事已是漫不经心。不过也不能排除与早期老年性脑功能减退有关，切不可真把它当作消闲谈资一笑了之，还是要郑重以待为好。

忙碌的老板娘

我说的这位老板娘，其实并非某商家的女主人，而是我们这个老年公寓华裔居民联络组组长的贤内助。联络组长是个比芝麻还小得多的义务官儿，却总被一些七零八碎的"公务"缠得手脚不闲，她看着心疼，便主动将一些力所能及的杂活揽起来，而且干得又投入又敢于决断。人们赞赏她的公益热情和办事风格，开玩笑说她像个老板娘，久而久之，这"老板娘"三字便成了被大家叫得越来越顺口的称呼。

老板娘比较集中的忙碌事有两件，一是每周二上午到公寓菜市去守菜摊，一是每周四上午帮公寓的工作人员给居民们分发补助食品。前者是在开始卖菜前把外面商场送来的果菜分门别类装进塑料框，摆到菜摊上，到了开市时间再站在菜摊前充当售货员。后者是先把慈善机构送来的各种食品分装到一个个专用的再生布袋里，再等着居民们凭证用空袋子换满袋子。由于公寓居民有近四百户，所以这两件事的工作量都很大，老板娘又是个干活勤快而且手脚麻利的人，每次的付出自然不小。

如果说卖果菜和分食品只是每周一个上午，那么另外两件事就是老板娘的常务了。一件是她身为一楼华裔居民的联络员，公寓里有什么重要活动她都要挨家挨户通知到每个人，有需要登记收费时她还得一一登门办理；另一件事是年前才挑上肩的新担子——负责公寓玫瑰园的种植管理。手下倒是有几位热衷于养花的居民轮流值勤，可是一百来株品种繁杂的玫瑰，浇水、施肥、剪枝、喷药，不但需要她统筹安排，为了不致盲目指挥，她还得事事脚踏实地地亲力亲为。种植玫瑰最是个天道酬勤的体力营生，你下的功夫越多，它就越是开放得繁花似锦，我们湾区气候又好，花期特别长，所以从开春到秋末，她都得不停地为我们公寓里这个最耀眼的景点操劳。

要说，老板娘也有一顶乌纱帽，她是我们公寓华人合唱团的副团长。这个合唱团恰恰又是由她的先生兼管的，每周四下午集体活动一次。她作为他的贴身助理，能插手的事情自然比一般副手更多。选择每次活动的练习曲目，她要充当参谋；印好了歌篇，她要编好号码再发给全体团员；团员大都七老八十，易忘事，每次集体活动时她都得一一打电话提醒。特别是逢年过节举办文艺晚会时，她这个副团长就更是成了整个活动的执行总管，安排节目、组织观众、布置会场、筹备聚餐，甚至登台演出，处处都会出现她忙碌的身影。如今，公寓每年的中秋和春节综艺会演，已成为居民们翘首以盼的两大盛事，这与老板娘的不懈努力是分不开的。

我身为公寓里的一员，对老板娘十分钦佩。她也是年逾古稀的人了，还在不计名利一年到头把为公众服务视为己任，实在难能可贵！

工艺品展销

　　每年秋高气爽之际，与我们公寓紧邻的商业区就会举办一次工艺品街头展销。届时，展区周围的马路全都实行交通管制，只许人进出，不许车往来；展区内，一座紧挨一座的白色帐篷构成的摊位，把近八百米的商业大街排了个满满当当，年年都为方圆好几平方公里内的居民们带来一顿丰盛的艺术大餐。

　　每次展销为期两天。大清早，摊主们就忙忙碌碌地将帐篷支起来，把展销品摆得琳琅满目又特色鲜明，再三口并作两口地吃点早点，等着一天的讨价还价和迎来送往。到了傍晚收摊时，又有条不紊地将展销品收进硬纸箱，锁进自己的车内，然后享受一顿从容的晚餐，再找个地方过夜。其中，不少人是在帐篷里滚一夜睡袋的。

　　展销的工艺品种类繁多，美不胜收。有各种不同流派的绘画，摄影与雕塑；有式样和色彩都很新潮的手工编织衣物；有形形色色让人眼花缭乱的女性饰物；有造型奇特制作精美的各色玻璃陶瓷制品；还有用废旧金属材料焊接而成的种种人物鸟兽。其中，根据西班牙作家塞万提斯名著焊接出来的堂吉诃德，头戴帽盔，身穿铠甲，手持长矛，骑一匹瘦马，神形兼备，栩栩如生，堪称焊接品中的翘楚，让人远瞧近观看不足。如果它小一些像个玩具，我肯定会把它买回家。

　　展销组织者还专门在一条与商业大街相互垂直的小街上，开辟了一个现场作画区。这条小街本来就比较平整，工作人员又特意在路面上抹了一层黑色涂料使之更加光滑。好些擅长绘画的艺人就在这里当街即兴创作，一展才艺。看得出，都不是等闲之辈。在比较偏远的街那头，家长还可以花上十美元为自己的孩子买一套画笔和颜料，让他们在某个小方块内学画。我的外孙很有些绘画天赋，课余学画没多久就让辅导老师刮目相看，也曾在那里小试身手。现在，我的电脑里还存有他当时画画的照片。

展销期间，街上到处人流涌动，笑语声声。生意最红火的大概要数卖爆米花和卖烧烤的摊位，从早到晚总有人在那里排着队等待食品出炉。浓浓的玉米香和烤肉香随着淡淡的青烟四处飘散，馋得满街大人小孩口水横溢，为展销市场平添了一份类似庙会的热闹气氛。展区的中部和最东端还搭了两个临时舞台，每天都有好几场不同形式的演出在这里举行。有声乐演唱，也有器乐演奏。演出水平未必高得让人咋舌，但是很明显，演出者都有一定的专业素养，表现也十分敬业。观众坐在一排排靠背椅上看表演，分文不花，还可以喝免费饮料，几乎场场座无虚席。

如此热闹的场合，却是秩序井然，地面洁净。联想到国内，一遇上点大型集体活动就往往又脏又乱又拥挤，还总要伴着一阵阵大呼小叫，我常不由得暗自汗颜。

意外夺冠

四年前的那个春末，北加州湾区的华人音乐精英们正紧锣密鼓地筹建一个"美国和谐之声艺术团"，准备秋后到维也纳的金色音乐大厅去表演冼星海的《黄河大合唱》。按计划，全团共有一百二十人，其中除五六位专业骨干外，其余都得从湾区各民间合唱团的业余歌唱爱好者中选拔。我当年古稀出头，已成衰朽之势，有爱好也不敢往哪个文娱团体里凑，只是逢年过节在公寓举办的联欢会上嚷两嗓子而已。可是经不起邻里朋友的撺掇和金色音乐大厅的诱惑，壮着胆子参加了选拔面试。不知是不是几位考官念我一大把年纪尚有伏枥之志，恩准了我。

5月9日，美国和谐之声艺术团在中半岛的一个文艺活动中心正式成立。参加成立大会的除本团全体成员外，还有应邀前来的各界华裔名流，包括政府官员、企业高管、传媒主笔和演艺圈的明星。会开得隆重又热烈，每个人都被鼓动得激情似火，对将要登上最高音乐殿堂的表演充满急切的期待。

大会的主要议程上午全部完成，午饭后就只剩下余兴了。会议组织者为余兴安排的是一场歌唱比赛。为了娱乐大家，比赛只在业余选手之间进行，凡有科班经历者一律不得参与。

听说有这场赛事，我立马就来了兴致。近年来，五花八门的歌咏

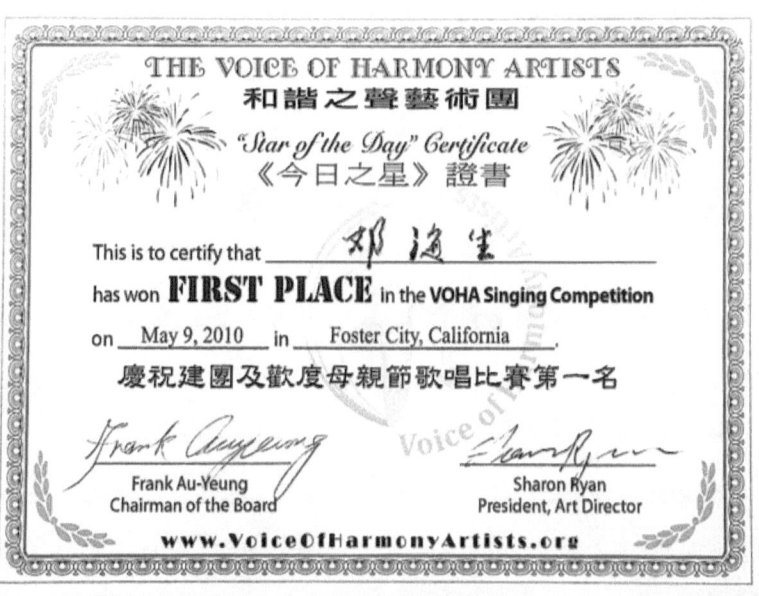

年逾古稀最意外的收获

大赛层出不穷，让人眼花缭乱，但是都只能在电视屏幕上看到，我一直无缘亲睹。今天竟能置身现场观看，自是难得的快事。于是赶紧泡好一杯茶，静静地坐在自己的座位上，等待参赛者异彩纷呈的表演。

就在我心平气静地等着选手上台时，几个熟识我的朋友倒是激动起来，轮番跑过来问我，为什么揣着那么好的嗓子不上去露一手。我说："你们看这阵势，大部分有资格参赛的人都是风华正茂的俊哥靓妹，人家往那儿一站，不用开口，光印象分就压我一头。就凭我这老气横秋的样子去跟他们同台竞技，不是自取其辱吗?"他们又异口同声地说："不是比赛，不是比赛，大家一起热闹热闹而已。赶紧报个名！"而且不由分说就去主席台替我把名报了。哪好驳朋友的面子?我只得硬着头皮上台。不过我自知实力不济，丝毫没有摘金夺银的奢望。

我唱了一首传唱很广的日本歌曲《北国之春》。唱它，一是因为它只以一些很质朴的语言和寻常的家事就把亲情与爱情表达得十分真切，远比那些矫揉浮华的艳歌感人；二是这首歌的曲调高亢清丽，很适合我的声线。每次演唱我都能在行腔与抒情两个方面做到游刃有余。大概就是因为这两点，那天我在一大堆名流大腕和队友面前不但没有怯场，居然还很快入戏，越唱越自我陶醉，越唱越收放自如。一曲歌罢，四座皆惊，掌声震耳。更可喜者，五位评委全部给了我最高分。我以很大的优势夺冠，获得了一枚"今日之星"奖状。

这次夺冠虽属意外，也不那么正式，我却十分看重，似比在金色大厅表演大合唱更觉亢奋，因为大合唱要求每个参演者都尽力突出共性，听起来越像一个声音越好，一曲唱完彼此之间是分不出伯仲的；

个唱比赛展现的则是参赛者的个人演唱技巧和特性，夺冠是对自己的一大鼓舞。

世道在变

两年前，我结识了一对与我年岁相近的金氏夫妇。他们也来自湖北武汉，在美国一与我相遇，普通话里掩藏不住的敏感乡音便让彼此都倍感亲切。

金氏夫妇的儿子生逢其时，年轻轻就乘着改革大潮的激流涌动下海经商，而且小伙子身手不凡，打拼不过几年就在武汉三镇布下了十几家服装连锁店，成了那批弄潮儿中搏击得挺出彩的一位。近些年来，中国投资者大多看好潜力巨大的美国市场，开始越洋远征。这位在服装业界已干得风生水起的小金老板也动了心，赶紧先把老婆孩子送到美国来读书，准备摸清底细后自己再腾挪跨国梅开二度。自然而然，身子骨还算硬朗的双亲便成了这个家庭先遣队的后勤陪侍。

儿子胸有宏图，儿媳和孙子孙女又很快在美国各得其所地进入了相应的学校，金氏老俩口自是欢喜，每日里为一家五口买菜做饭，清理租住的那三室一厅两卫一厨，忙也心甘情愿。只是两人都对英语一窍不通，除了就近逛逛华人商场，简直无法出门与外人沟通，大部分时间都只能窝在家里。好在两位都是文艺方面的活跃分子，先生擅长管弦，吹拉都拿得出手，太太歌喉了得，还在专业文艺团体里工作了多年，闲慌了便妇唱夫随地来上一曲，倒也能排解些许烦闷。

金氏夫妇的住处离我们公寓不远，两家平时就有些相互往来，当他们得知我们公寓有个老年合唱团，每周定时活动，更是积极地按时来参加。遇上公寓开个什么联欢会，两人搭伴登场，随意拿出一个节目来也比我们的合唱精彩得多，所以很快就成了公寓里老人们最欢迎的外来客。

按说，七十多岁的健康老人过这样的日子，也还是蛮舒心的。可是就金氏夫妇而言，却只是为了看顾儿孙不得不委屈自己的权宜之计，一到孙子辈无须成人陪伴，他们就会双双打道回国。金太太告诉我，他们家在武汉有两栋很气派的别墅，每栋占地约五百平米，家里雇有一位很能干的阿姨，主理烹调，兼顾清扫。金先生爱好广泛，或约三五同好吹拉弹唱，或骑上摩托去湖畔垂钓，或蹲在自家菜园里侍弄果蔬，乐在忙中享清闲。她自己则带着小区的一个业余歌舞团，或指点日常排练，或安排专场演出，过得又充实又多姿多彩。遇有闲暇，更邀一桌麻将，夜以继日地噼哩啪啦边搓边说笑，直至尽兴而散。哪里像现在栖身异乡，寄人篱下，中西餐串味，朋友圈子小得可怜，连个稍有品位的中文电视节目都难得一见。金太太倾诉这些时，每每神情凄然，恨不能一下就飞身回国。

几天前，金氏夫妇真的飞回国去了。这是儿子怕两老憋得太难受，让他们每年回去轻松三个月的例行休假。临行前，他们曾专程来与我告别。我见他俩的脸上都洋溢着即将飞出樊笼再入林的喜悦，不禁油然而生感慨：就在十年前，哪个中国人不把移居美国看作如入天堂？转眼间却有人觉得待在这天堂里并不自在，不如早早归去。这世道可真是说变就变了！

辑二

至爱亲朋

我和我的另一半

我和我的另一半已共同携手走过了将近五十个春秋。实话实说，我们没有做到每日里相敬如宾，偶尔间也会有些磕磕碰碰。不过由于两人都比较乐观开朗，相互沟通常以开玩笑的方式进行，也不那么计较言语的深浅。平平常常的家庭生活倒也不乏情趣与温馨。

大约是因为年轻时参加过不少项目的体校培训，我的另一半身上总隐隐有股子职业运动员的草莽与豪爽，持家多少带些率性，特别不喜欢抠斤掐两地过日子。记得十几年前退休后住在北京，常有机会陪她去街头菜摊上买菜，我就发现她不单不讨价还价，连价钱都不问一问，看中了哪一种就直接叫人家称。人家称完不说斤两只报钱数，她也毫不迟疑地如数照付，绝对相信那摊主诚信公道。我不解地问她："你就不怕他漫天要价？"她半嘻笑半嗔怪地回应说："一天到晚提防人家算计，你活得累不累？"她这半脸嘻笑半脸嗔怪是她跟我打嘴仗时常用的杀手锏，一使出来就弄得我气也不是，笑也不是。

移居美国不久，我们就住进了老年公寓。跟邻里朋友们一样，强身健体成了我们每天的第一要务。这一回，我的另一半又有了惊人之举。有一天，她喜滋滋地花四百多美金从超市买回一台打果汁机。她很清楚，对享受社会安全补助金的家庭来说，这绝对是一笔相当奢侈的消费，没等我开口就笑眯眯地先发制人："别心疼，买这台机器的钱是从我的小金库里拿出来的。贵是贵点，但是它有益于健康，不像你以往抽烟，花了钱不说，还要害了自己又害别人。"一提起我来美国前抽烟的坏习惯，我就自觉低人家半头，只得嘿嘿嘿地干笑。她趁势连讥带笑地损我："嘿嘿嘿，厚脸皮!"

说来不好意思，我最近几个月才越来越明显地察觉出我的这位花钱从不手软的另一半还有令我自惭形秽的一大亮点。开始是她见我用完水后水龙头老爱滴水，动手拧紧时少不得总要唠叨两句。后来她发现我刷牙时还让水管细水长流，便一边说："你是不是觉得我们的水电费是包在房租里的，用多用少都不用再掏腰包，你就不知爱惜?"一边毫不客气地将水管关掉。关完，还在我背上使劲拧上一把。再后来是夏天我们开始使用移动空调的那天晚上，我洗澡时发现浴池里有一个塑料盆，盆里装着小半盆凉水。我问其缘由。她说那是空调机里凝结出来的水，准备积攒起来浇花。我不以为然地说："咱们不至于缺那点冷凝水吧?"她挺认真地说："加州今年旱得不轻，政府都着急了，你还能无动于衷?"说心里话，她以往几次帮我关水龙头，我都不怎么在意，这一回则是在我心头重重地敲了一锤，让我顿时感到她还真有些"位卑未敢忘忧国"的壮怀，比我这个成天舞文弄墨的书生要实在得多。幸亏我当时躲在浴池里，不然那张堆满愧色的老脸又得被她取笑一通。

我的老伴爱游泳

　　我老伴坚持经常游泳，始于退休后的2000年。那时我们还住在北京，小区附近有一家游泳馆，门票不贵，便常去光顾。不承想光顾过几次后，老伴的兴致一发而不可收，竟将这游泳运动习养成了十几年如一日的例行功课，天天必做。

　　老伴其实很早就跟体育结了缘。中学阶段，先后练过平衡木、女子舢板，也得过奖，还曾拿到全国通用的伞塔跳伞证，是因为想搞理工才误了考体院。所以，虽年届花甲才正式开始学游泳，也多少还保留着年轻运动员的那股拼劲，毫无畏缩之态。当时，我的水上功夫跟她相比，简直称得上是浪里白条，可是她不要我教她，硬是大着胆子伸直双臂和双腿，深吸一口气后把头埋进水里，直直地趴在水面，然后上下拍打小腿，找漂移的感觉。也呛过几口水，逗得我大笑不止，她却满不在乎，咳嗽完了再漂。功夫不负有心人，两天之后她就能抬头换气，慢慢划动双臂了。

　　我因耳疾，不愿多游泳，老伴常是独自去游泳馆活动。她心无旁骛，专攻点头式蛙泳，每次回家都会很高兴地告诉我她的新进展。让我惊异的是，两个月后我再陪她去游时，她竟已能一鼓劲儿游出两千二百多米，连我这水性还算不错的须眉丈夫也不得不甘拜下风！

　　两年后我们都移居美国，游泳暂停。没多久，她被检查出严重骨质疏松，而且脊柱最下面的五节椎骨节节都有问题，不能做冲击力太强的运动，甚至不可提五磅以上的重物。她正为不知怎么锻炼身体犯愁，医生告诉她："现在，最适合你的健身活动就是游泳，不易受伤，又能减轻椎间的压迫。"于是她赶紧到一家健身中心买了年票，恢复了早就盼着的"每日一游"。

每天游一次泳，是我老伴这辈子坚持得最让我佩服的一项活动。不论是去超市买菜，去医院预约看病，还是安排与朋友聚会，她都预先盘算好时间，极力避免与她的游泳冲突。如果不是病得卧床不起，或是有十分重大的事件缠身，她每天游泳可谓雷打不动。我知道，她有她的苦衷，只要懈怠几天不游，各种毛病就会相继袭来，整得她浑身不自在。

她坚持游泳的日子长了，游泳池的奇闻趣事就常常成为我们的家常话题。有一天我问她："听说你们那里有小孩儿憋不住在水里撒尿，你不嫌脏?"她说："儿童池里是有这事，但是人家常清洗，常换水，并不怎么脏。再说，我只在成人池里游，根本不往他们那边去，跟我关系不大。"我又说："你的几个泳友有在儿童池里游的吗?"她说："有哇! 不过孩子们的尿，洗一洗也没什么。你想想，儿子半岁多时，你得意地把他举过头顶，让他骑在你得脖子上撒欢。不料一泡热尿灌进你的后背，你还赶紧站住不动，生怕惊了儿子的尿哩!"她说的是真事，引来我俩一阵大笑。

内子不怕鬼

内子是个彻底的无神论者，从来不怕鬼。

1970年9月，我儿子出生了。那正是"文化大革命"闹得人人自危的紧张时期，老师们白天忙着复课闹革命，晚上还必须加班加点学最高指示，搞大批判。内子满月后，自然也不能不参加。不过她有个响当当的理由晚间可以早退，那就是回家给儿子喂奶。

当时，老师们都住在校外的一个很大的土围子里。那土围子与学校之间有一大片庄稼地，穿过庄稼地的小路边有好几丛乱坟堆，有的坟头坍塌，连棺材板都露出来了，好些男老师走夜路经此，都不得不吹口哨壮胆。可是内子毫无惧色，每晚一到喂奶时间就离席匆匆往回赶。有同事问她："你不怕鬼？"她总是嘻嘻哈哈地回答："不是我怕鬼，是鬼怕我，我一走过去，他们就都静悄悄地，一声不吭！"

内子不但不怕虚无缥缈的鬼，连找上身来催命的癌魔她都不放在眼里。1974年，大同矿务局医院确诊她患了腮腺癌，主治医生悄悄通知我，让我赶紧带她去北京做大面积切除。我为她做了一星期的准备，只说是去做进一步检查。不料临行前一天，她不知怎么知道了实情，跑回家责备我不够男人，有话不直说。我说我是担心她知道自己得了绝症会害怕。她听了，满不在乎地来了一通高分贝："嗨，你把我当什么人了，我连鬼都不怕，还怕癌症？再说了，怕有什么用？病魔会因为我怕得可怜兮兮就饶我不死?"

到了北京住进肿瘤医院后,她发现那里的医疗条件远胜于大同的医院,更是心情大好,谈笑自若,就像是去那儿娱乐消闲,使沉闷的病房为之一振。感动得一位老先生忙过来请她去为对面病床上那位得了直肠癌,成天愁眉苦脸不吃不喝的老太太进行开导。

内子凭着她超乎寻常的良好心态,轻易抗癌成功,而且确保了近四十年的平安无事。

然而天有不测风云,人有朝夕祸福,两年前,由于一次不大的交通事故,内子又被斯丹福医院急诊部意外查出患有肾癌,肿块大到四公分。我心里有些嘀咕,已经年过古稀的她,体质大不如前,这回怕是在劫难逃了。没想到她回到家里,笑眯眯地对我说:"七十多的人了,还有什么放不下的,不用那么揪心。要知道,我走在你前头是我的福分;如果你先我而去,谁来照顾我这个已快痴呆的老婆子?"几十年前面对癌症的从容放达居然一点没变。

一个月后,大夫以微创手术将内子的右肾整个取出,当天就让她回家休养。第二天,邻里们来看她,发现她就像什么都没发生过似的,一脸灿烂,有说有笑,无不为之惊诧。她一乐,高分贝又来了:"阎王爷说了,我这个人连鬼都不怕,他不敢收我,又把我打发回来了。"笑得人人捧腹。

儿子做的红烧肉

掐指算来，那已是十多年前的事了。那是个星期天，儿子哪儿也不去，特地留在家里陪我和他妈。到了该做饭的时候，他满脸带笑地说："爸，您特爱吃肉，过两天又要跟我妈一起去美国定居，我今天做个拿手的红烧肉给你们俩饯行。"儿子的厨艺在朋友圈里小有名气我是知道的，只是他经营一个自己的机加工车间，事无巨细都得亲力亲为，一周七天都忙得早出晚归两头不见太阳，根本无暇在家下厨。今天能享受一下他的绝活，实在难得，我和他妈都高兴得两眼眯成了一条缝。

那顿饭做得很丰盛，除了红烧肉，还荤荤素素地摆了一桌子菜。儿子的烹调功夫果然了得，道道菜色香味俱佳。特别是那碗红烧肉，晶莹柔润，香溢满屋，不要说入口，看一眼都口水横流。吃完饭后，儿子怕我们在国外想吃不会做，还挺有耐心地告诉我红烧肉的做法，从备料到制作步骤，再到每一步的火候控制，说了个一清二楚。我一边听着，一边记着，一边想着：别看这小子一年到头忙得顾不上多看老爹老妈几眼，关键时刻的表现也还挺像回事！

到了美国，我们先跟女儿住在一起，帮她看孩子，整理家，也做做饭。由于两个小外孙缠手，我每天又要在外面打几个小时的钟点工，我们在做饭方面并不十分讲究，反正女儿也经常带我们去餐馆解解馋。后来外孙长大了，我们老俩口也在老年公寓有了舒适的住房，一下子变成了时间的富翁，便开始在饮食上多动脑子了。

最先想到的就是按照儿子的指点自己做红烧肉。于是赶紧到中国超市将主料、配料、调料买了个一应俱全，回家再一步不差地进行厨下操作。奇怪的是那味道不大对劲，好像是少放了姜，又好像是多搁了花椒。

过了几天，我不信自己就那么老不中用，又备足材料连做了几次，每次都全神贯注，步步精心。结果却仍是相当令人失望，要么咸淡失宜，要么火候控制不当，根本上不了儿子的那个档次。我皱着眉头寻思，是不是记错了其中的某个环节，要不要发个电子邮件问问儿子？老伴见我一脸纠结，笑了："你呀，别白费心思了，儿子给你做红烧肉，除了手艺精，里面还融有一种特殊的味道，叫孝心，正是这孝心让你还没吃心里就美滋滋的，一进口更觉得胜似山珍海味。这样的红烧肉，国宝级的名厨都复制不出来，你还折腾什么？"老伴的话让我茅塞顿开，我禁不住抿嘴憨笑。

我家有个好儿媳

我家儿媳莹莹是我儿子念北航时的同班同学。俩人毕业后谈了十多年马拉松式的恋爱，直到2007年才互托终身喜结连理。人家说，这叫"先立业，再成家"。

莹莹性格开朗，敏于言谈，又十分通情达理。我在她面前数落儿子的毛病，说他三十好几的人了，每天那么晚回家还要在网上玩游戏，真不像个过日子的。她说："他从早到晚在自己的加工厂忙得团团转，回到家里上网放松放松也是一种积极休息，您就随他去吧！"我再说，他抽烟喝酒过量，伤身体。她又说："这是个问题，我也常劝他尽量节制。不过您也得谅解他的难处，如今世风这么糟，没有烟酒还真没法跟客户打交道。他也很无奈。"儿媳对我儿子如此体贴关爱，我和老伴打心眼儿里欢喜，很庆幸儿子找了个这么好的另一半。

莹莹温顺，还很有孝心。我们每次回北京看她门小俩口，为了不增加他们的负担，总会送给他们一些礼物和美金。她不愿扫我们的兴，并不拒绝，可是转身就曲里拐弯地还给我们了。见我的手表常换电池很麻烦，赶紧跑去买一块很贵的纯太阳能手表让我换代。觉得"婆婆"身上的衣服该淘汰了，又专程出去买一套高档秋装替她更新。2010年那次，我说想买点笔和纸带回美国练书法，她立即开车把一家人拉到琉璃场的一家老店，花一千多元买了五支笔和一块水写布。回家路上，我一再表示让她破费太多，实在过意不去。她说："您两老常居异国他乡，我们想尽点心意都没有机会，现在花这点钱是应该的，只要您用得满意就好。"我粗略估算了一下，我们每次回去，他们给我们买东西，请我们吃大餐，带我们外出游玩，花费绝对比我们给出的那点美金多得多。

2012年年初，我被诊断出患了肺癌，肿瘤大过成人的拳头，在斯丹福医院做了切除手术。消息传到国内的亲友那里，无不又惊异又担忧。可是除了语言上的劝慰，谁都对这个只能听天由命的恶疾束手无策。有一天，一个越洋电话打过来了："爸，我是莹莹，您好点儿了吗？我请算命先生给您算了个命，那先生说，您今年只要买四条乌鱼放生，并且不去参加一些人太多的聚会，就没有大碍了。我是个无神论者，可是我求您，为了您的健康，为了咱们全家，您就信了吧！"孩子的声音几乎是和着泪水传过来的，让我久久心潮难平。多好的儿媳妇，她一是定想尽办法要帮我逃过这一劫又完全无能为力才去祈求神灵的。我不能辜负她的一片诚意，完全照他说的办了。现在，我的身体恢复得很好。我不知道是否与"遵命"有关，但是我真心诚意地感谢上苍，因为祂给了我家这么好的一个儿媳妇。

我的儿子很憨厚

我儿子长得虎头虎脑，心地却很善良。记得他高中毕业后在银行当临时出纳员那年，有一天正是当班时间，他突然急匆匆跑回家满脸堆笑地跟他妈说："妈，快借我两百块钱，储蓄所来了个农村老汉要取钱，赶巧我们今天现金不足，你得帮我救急，不然，让那么大年纪的人白跑一趟，我实在于心不忍。"儿子拿钱走后，他妈一脸惊喜对我说："这小子平日憨憨的，没想到做人还挺厚道！"

后来，儿子辗转到北航上了大专班，学机电。一位远房阿姨看他老实好学，不等毕业就把他招进自己的金刚石工具厂，用课余时间上班。后又因他眼里有活，而且车钳锻焊都干得有模有样，刚拿到毕业证书就给了他一顶车间主任的乌纱帽。这孩子吃得苦，脏活累活抢着干，又讲义气，手下的人不论谁出点状况，他都默默地担当起来，车间里的人都很喜欢他，从不背后使坏。那时我跟他妈妈没出国，还在北京跟他住一起，有次他回家面有赧颜地告诉我们说："同事们都说我是个好人。"我说："你心软，总怕委屈了别人。"不料他更不好意思地说："哪儿啊，人家弦外有音，是在说我管理不严格。"儿子憨厚得可爱，我和他妈妈都笑了，告诉他工作中也真该讲点原则。

儿子尽心尽力当了几年车间主任后，一位被厂里聘请来当兼职技术顾问的赵姓博士看中了他业务熟，技术全面，又拿事当事，硬是拐弯抹角把他挖到了自己旗下，当一个金刚石工具开发公司的经理。其实那公司是一位河南暴发户投资兴建的，赵博士分文不出，只以技术入股。那会儿，公司连个影子都没有，基建才刚刚动土，建材待买，设备待订，有两千多万元的资金等着往外花。赵博士让我儿子去扛这副担子，多少有点儿想让这个只会埋头干活的小后生借机发点儿财的意思。可人家走马上任后，里里外外一把手，成天忙得团团转，整整两年，累得整整瘦了一圈，终于让公司初具规模，自己却一直是清风两袖，干鞋一双。那年秋末，我回北京看他时问他："时下在中国搞采购都作兴吃回扣，动不动就百分之五以上，这两年从你手里流出了那么多钱，你家里咋还这么寒酸？"儿子听了竟勃然火起，瞪圆了双眼说："你少跟我来这些斜门歪道，人家用我是信任我，我不规规矩矩把事办成，对得起谁！"这是儿子第一次对我这么正颜厉色，令我大感意外，可是人家说得在理，我一脸尴尬，心里却不能不服。

　　公司的研制设备基本到位后，河南老板不知基于什么心计，决定撤离京畿，返回郑州，同时解雇所有职工。职工中有一位是我儿子的表弟，从南方投奔而来。被解雇后，我儿子觉得表弟跟着自己什么光都没沾到，还额外吃了不少苦，很是过意不去，临别时私下掏出三万块钱塞给他。表弟回到父母跟前，直夸表哥"确实够哥们儿！"

　　河南老板的决定出乎赵博士的意料，善后一结束，他立即将自己公司的一个车间无偿借给我儿子，让他再从头创业，还包给他一份长期加工任务，以便做些原始积累。这年秋末，我通过越洋电话跟赵博士聊了聊我儿子的情况，他感触良多地说："请放心，您儿子憨厚本分，教都教不坏，这样的人走到哪儿都不愁饭吃！"这年头，人心不

古的事多了去，不走正道栽了跟头的也大有人在，博士的话让我甚觉
欣慰。

外孙是个小帅哥

我的外孙出生于1998年。那年年初，女儿为了让自己的第一个小宝宝一落地，就进入一个温柔富贵之乡，特地跑到利佛莫市一个新开发区买了一栋让不少同龄新移民歆羡不已的豪华别墅，并赶紧把家搬了过去。宝宝也不负妈妈的苦心，以一副绝对能让那豪华别墅增辉的漂亮面孔相报。那圆圆的脸蛋，大大的眼睛，微微上翘的两道浓眉，搭配得无可挑剔，照出相来，比画家笔下的阿福还逗人喜爱，让爸爸妈妈在朋友堆里不知风光了多少回。

外孙长得出众，我和老伴也喜欢带他外出亮相。那天，我们用童车把他推到一个台湾朋友家串门。那位朋友已是三个男孩的妈妈，第一次看到我外孙，一下子就被他那小天使般的相貌惊住了，顾不上给我们倒茶就赶紧抱过去，左亲右亲亲不够，连说："我的小帅哥哟，你怎么长得这么可爱，我的三个儿子加起来也没有你这么让我开心。长大了什么都不要做，就当电影明星，进好莱坞！"我们在她家待了一个来小时，她一直抱着小家伙，一会儿喂吃的，一会儿喂喝的，一会儿教他玩玩具，就是舍不得放他下地，真的是爱不释手。

要说当电影明星，我外孙还真有点表演天赋，特别是在跳舞方面。有一次，幼儿园老师带他和班里的十几个同学到我们老年活动中心慰问演出。那时他刚四岁多，穿着白衬衣、黑长裤和锃亮的小皮鞋，跟

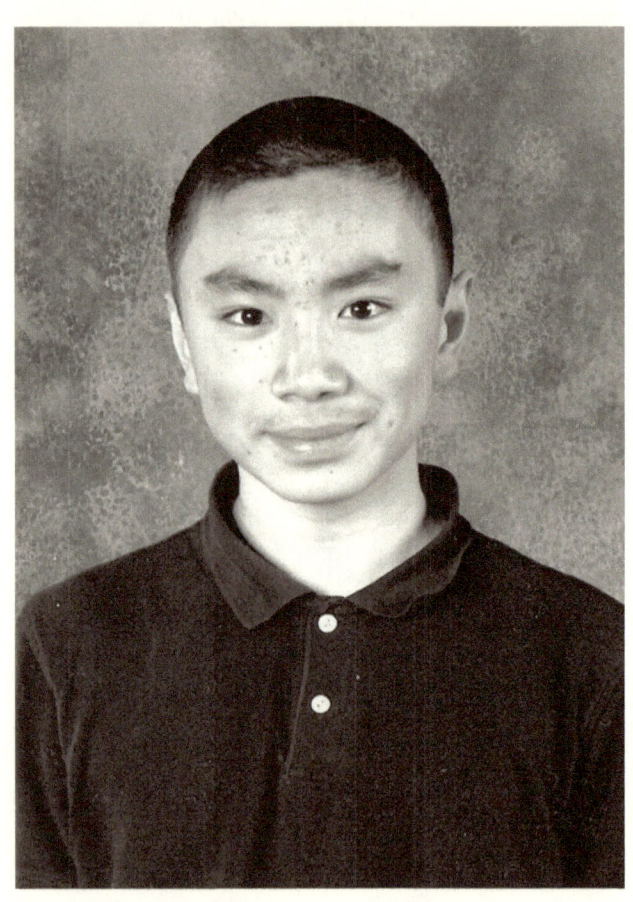

作为中学生的外孙，依然挺帅的

几个小朋友一起表演现代舞。他节拍踩得很准，小屁股一拱一翘地扭得有模有样，一双大眼睛还一直笑眯眯地盯着自己的小舞伴，让满屋子的爷爷奶奶笑得前仰后合，乐不可支。

外孙最突出的特点是求知欲很强，从小就喜欢读书识字，做些动脑子的事。在课堂上，数他发言最踊跃。放暑假时，他对体育运动之类的集体活动兴趣不大，只喜欢参加学习型的夏令营。有回夏令营刚结束，他要求爸爸妈妈给他买一些拉丁语的学习材料以备自学。爸爸很感意外，问他为什么要学拉丁语。他说拉丁语是很多欧美拼音文字的根源，学好拉丁语对学习其他外语很有帮助。小学没毕业的儿子思考已进入这样的层次，爸爸妈妈喜出望外，赶紧驱车直奔书店。

大约是他八岁多的时候，我带他外出，在公共巴士上碰上老朋友龙先生。龙老是位学者型人物，八十好几还思路清晰，十分健谈。见我外孙乖乖地坐在我身边，便试着跟他搭话。先是说些嘴边的套话，渐渐就变成了讨论型的交谈，一路上一老一小往还甚欢，到站时仍意犹未尽。下得车来，"龙"颜大悦，握着我的手颇有感触地说："不得了，了不得，小小的年纪竟能侃侃而谈，而且大都言之成理，实属难得。你再看他那面相，天庭饱满，地阁方圆，两道剑眉尤显轩昂之气，这是将相之才。好好培养吧！"

龙先生的溢美之词未可当真，不过外孙的中慧外俊确是我和老伴晚年的一大宽慰。

我跟外孙女捉迷藏

我的外孙女叫英子，自幼活泼伶俐，逗人疼爱。她三岁左右的时候，不知怎么就喜欢上了捉迷藏，老要我跟她一起玩，而且一玩就高兴得忘了一切，给她块糖都不要吃。她妈妈常常以此哄她听话，一遇上她闹别扭就说："英子别闹，一会儿姥爷陪你玩捉迷藏，好吗？"她马上就乖乖地叫做什么做什么，不再调皮。

英子毕竟只有三岁，玩捉迷藏不免带些童稚。她常是先让我捂住双眼在楼道里面墙而立，再蹑手蹑脚走进某个卧室，爬上床去，用被子把自己严严实实地盖起来，然后大叫一声："好了！"听见这声叫，我自然能猜到她藏在哪里，但是我装作完全不知，嘟嘟囔囔地一会儿这里掀掀窗帘，一会儿那里挪挪椅子，甚至到她躲着的床边扯扯床单，拽拽被子角。她以为我只是在盲目搜寻，会得意地躲在被子里捂着嘴哧哧哧地笑。当我故意在她脚边按来按去时，她还会来点调虎离山的小计谋，一边咯咯咯地笑，一边说："英子不在这里，在外面！"为了让她更高兴，我将计就计真的到外面来回绕好几圈再进屋把她抓住。这时，她就会笑得东倒西歪地钻出被子，耍着赖说："这回不算，我要再藏一个你找不到的地方！"

英子玩捉迷藏能"疯"得像个小傻子，她以为我也跟她一样，一玩起来就如痴如醉。有天我从幼儿园接她回家，坐过一段免费巴士后还得步行三百多米。我的腰有点不舒服，打算牵着她走。她很认真地抬着头对我说："姥爷，你要是不抱着我，我会走得很累，回到家里就不能跟你玩捉迷藏，你就不能高兴了。"小东西的天真逗得我只好抱着她往家走。不料没走几步，她又给了我一句更让我笑不可忍的赞扬："姥爷，你看你抱得多好，我一点都不累!"

英子想玩捉迷藏，我总是随时奉陪，可是也有令人遗憾的时候。那是一个星期天的下午，我和她捉迷藏正玩到兴头上，突然想起我答应过以前曾打过工的饭店老板，那天晚六时一定要赶到店里，准备第二天一大早上班，补一个受伤员工的缺。那家店离我住的地方有近两个小时的车程，由我女婿开车送我，必须立即出发。我不得不戛然中止祖孙俩的嬉戏。这时，我看到英子一下子愣了，失落，难过，无助，一起从她幼小的心灵里涌出来，堆满了微蹙的小眉头。她一只手扶着墙慢慢走到楼梯口，呆呆地看着我向车库走去。我看得出来，她很伤心，但是她意识得到，姥爷上班是比小孩儿捉迷藏重要得多的事，所以不可以哭。我实在不忍心让小宝贝承受如此难受的心理挫折，又赶紧回身上楼，抱起她说："英子是好孩子，姥爷一定快快回来陪你玩捉迷藏。"

这一星期的替补打工，我一直无精打采，英子的可怜神情总让我安不下心来。

一位学人

　　我要说的这位学人，其实就是我太太家十妹的丈夫，我的连襟，姓刘。

　　十妹比我们小十好几岁，可是在择偶方面要比我们精明得多。她参加工作不久就为自己定了一个明确目标：学位不超过大学本科者不嫁。在改革开放不久的八十年代初，学位制恢复没几年，研究生还很珍稀。所以她寻寻觅觅，硬是拖到三十多岁才找到自己的如意郎君刘先生。

　　刘先生是"文革"后的首批硕士研究生，供职于湖北十堰市的一所医院，同时从事昆虫研究，主攻对象是蚊虫。他的科研条件并不好。为了摸清郧西地区一种常见蚊虫的生活习性和出没规律，他不得不在炎热的夏天整夜整夜地蹲在闷热的牛棚里，用自制的工具，于不同时段捕捉蚊虫，然后按各时段的捕获量，画出该蚊虫夜间活动的统计曲线。每夜下来，都被热出一身臭汗，咬得浑身是包。工夫不负有心人。他的研究成果填补了该地区蚊虫研究的一项空白，受到学界的高度重视，并应邀到美国一次学术会上做了专题报告。十妹是个看重真才实学的女孩子，遇上这样一位搞起科研来就废寝忘食的昆虫专家，怎能不芳心怦然！

　　刘先生做学问的刻苦精神不但倾倒了十妹，也使我这个自以为涉猎甚广的半瓶醋颇为感动。十年前他再次来美参加一个国际学术讨论会，会后来湾区跟我们一起待了一个来月。当时我们住在一座公寓大楼的十二层，站在阳台上放眼望去，斯丹福大学的整个校园都历历在目。这一下他高兴了。每天吃完早点就带上笔和笔记本，外加几片面包和一包榨菜，骑着我的自行车，到斯丹福大学图书馆去看书，直到吃晚饭时才回来，风雨无阻。我劝他："来一趟美国不容易，你就利用这个机会观光游览一下吧！"他说：斯丹福大学到底是世界知名的高等学府，图书资料太丰富太有价值，我紧看慢看都捞不到它的沧海一粟，哪舍得花时间去游山玩水？"回国时，他的行李箱里装的大部分是书刊杂志，沉得不得了，他的腿走路又不大方便，我很担心他拿不回家。他笑着说："我这两条腿呀，常常闹别扭，不过我要是多拿几本书，它们还是蛮给面子的！"

刘先生一辈子专注于做学问，也没忘掉人间烟火，柴米油盐事事关心。结婚几十年，从未让比他小很多的十妹下过厨房。他说得很有道理，搞学术研究，是个繁重而紧张的脑力劳动，持续时间太长效率会降低，甚至犯糊涂，做点家务事调剂一下，既能恢复头脑清醒，又能促进夫妻感情，何乐而不为！

不幸得很，刘先生前年被肝癌夺去了生命，享年75岁。他生前藏书过万，堆满了整整一个房间。可是他过世后，这些曾经的家珍在十妹的手上完全派不上用场，她只好将其中的一些精品捐给自己工作的图书馆，剩下的就全当废纸处理了。让她惊异不置的是，在清理剩书时，竟在其中发现东一张西一张夹着的百元大钞共有七万多元。刘先生是位学人，在学界享有盛名，却没发什么大财，日积月累地藏下这笔现金，想必是他考虑到哪天自己先走一步之时，再给十妹一次爱的温暖。

餐桌上的兄妹俩

我女儿有两个孩子，大的是哥哥，小的是妹妹。兄妹俩相差仅一岁多，一直生活在同一环境中，餐桌上的表现也有不少相似之处。不过随着年龄的增长，两人的饮食取向就出现了明显的区别。

开始学吃饭的时候，两个人一样的天真可爱，都是左手扶着一只装着白米饭的小花碗，右手横抓着一把金属小勺，挑起一团米饭后再高高抬起胳膊往嘴里喂。喂不准，一会儿送到鼻子底下，一会儿送到嘴角边上，弄得嘴周围和餐桌上全是饭粒。妈妈要拿过勺来帮忙，人家还坚决不依。到快吃完的时候就更精彩了，两只小手同时端起碗来，举到嘴边后，一边往后仰脖子一边使劲把碗往上翻转，结果，那点饭全扣到脸上了，根本没几粒进嘴。每顿饭过后，都得让妈妈给他们洗把脸。

稍长大些后，爸爸妈妈带他们俩去一家意大利餐馆吃pasta，那红红的酱料拌出的面条让他们大感新鲜，很快就成了他们每次去外面吃饭的不二选择。吃的时候，妹妹学着哥哥，把叉子立着插进面条，然后用双手沿一个方向转动叉子，让叉子头上的面条裹得像只鸡大腿再咬着吃。吃得嘴周围满是红红的酱糊糊，两人便傻傻地互相指着笑。

有一段时间，兄妹俩都对姥姥做的珍珠丸子特别感兴趣，节假日跟爸爸妈妈到中半岛看姥姥姥爷前，总会先打电话问，可不可以来吃饭。姥姥知道小宝贝们是冲着自己的珍珠丸子来的，受宠若惊，赶紧首先泡糯米，剁肉馅，清洗笼屉，再准备其他食物，忙得团团转。等他们一家四口到来时，餐桌上就摆满了各种香喷喷的饭菜。两个小东西别的什么都不吃，一人端一盘珍珠丸子，一个接一个地往嘴里放，还没嚼烂就往下咽，不一会儿就全数下肚。让他们再吃点菜，喝口汤，两人都笑嘻嘻地说："我们饱了！"

对饭菜挑剔，是他们进托儿所后开始的。不知是受了什么感染，回到家里就再也不吃绿颜色的菜食了。特别是妹妹，一见菜里有点绿星儿，就像怕中毒似的，绝不进口。有回姥姥做了一道菜，撂葱时以为把葱切得细细的就不会引起外孙女的注意。哪知她人小眼力好，一下就看出来了，然后含着筷子头两眼看着爸爸，好像在说："你是知道该怎么办的！"爱女心切的爸爸心领神会，不敢迟疑，赶紧拿起一把小勺，耐心地一点一点将那细细的葱丝挑了出来。

兄妹俩在饮食取向上出现很有趣的不同，是在他们刚过十岁不久。哥哥因为看了不少动物保护方面的资料，颇有自责之意，决定不再吃肉。妹妹却因为每天都要练几个小时的体操而食欲大振，顿顿无肉不饱。刚听说这事我还将信将疑。有回女儿请我们去餐馆吃饭，上来一盘叉烧肉，妹妹把它挪到自己面前，一扫而光，哥哥连看都不看一眼；给哥哥点的鸡丝炒面，他只吃面，鸡丝全让妹妹挑去解了馋。我这才眼见为实。

还算不错，不吃肉的，刚满十六岁，个头已快赶上爸爸；爱吃肉的，还不到十五岁，已比妈妈高出一公分。看来，孩子的健壮与否与吃不吃肉没有必然的联系。

素颜老婆

我老婆一向不爱刻意梳妆打扮，难得见她施点粉脂。抹口红就更是稀罕，我好像只见过一次，那还是我们俩同窗念大学刚有点相互倾心的时候。有一天，她和几个女同学为参加一次集体活动突然来了兴致，一个个把嘴唇抹得鲜红。可惜她们都太缺基本功，唇线既不清晰，又没有其他修饰与之搭配，不单没有增添多少姿色，还让人觉得怪怪的。大约就是因为我那次的反应让她甚感失望，从此我再也没见过她跟口红打交道。

我说老婆素颜，不光指她不愿多花工夫在脸上精描细画，还包括她对自己的衣着要求与一般女性不同，她只求穿起来不让身体受委屈，并不在面料与款式方面挑三捡四。流行甚广的低腰裤她嫌兜裆，送给她她都不穿。略带紧腰的女士西服，穿起来很显气质，她却说那种衣服是为斯文人设计的，自己穿上，扩胸甩臂就可能绷落它几颗纽扣，坚决不买。二十年前她第一次来美国看女儿，怕在洋人面前显土气，花高价定做了一件天鹅绒旗袍，买了一双要将脚板立起来走路的高跟鞋。试了试，旗袍裹得双腿迈不开大步，高跟鞋扭曲得脚趾关节生疼，之后就说什么也不穿了，只随身带着准备万不得已时应付一下场面。到了美国，发现在这金元帝国里华冠丽服其实相当少见，满街人都穿得那么随性那么自我，她心里一块石头落了地，根本没从旅行箱里把那两件行头拿出来就原封不动地带回中国，送给了朋友。

老婆不重打扮，始自她的中学时期。那阶段，她酷爱体育运动，先后练过体操、舢板和高塔跳伞，还都曾摘金夺银，是一名响当当的业余三栖运动员。正值朝气蓬勃的她，沉迷运动场上的激烈拼搏，醉心高手云集时的技压群芳，几乎每天都在严格的课余集训中折腾得大汗淋漓，腰酸背疼，根本无暇顾及自己的花季容颜，更无法以有型有款的盛装去承受几近残忍的大运动量。整整六个春秋，她在穿戴方面的审美取向硬是被打磨成了简简单单的六个字：重实用，轻花哨。尽管她后来考大学时改变志愿学了理工，这六个字却一直左右着她对服饰的选择。

素颜，未必就了无姿色。我老婆不重视后天包装，似乎正是基于她对自己的先天长相信心满满。最近我俩回国一次，把存放在老家的所有旧照片装了一书包带返美国。清理时找出了一张我们结婚不久在北京王府井一家照相馆拍的双人黑白照。我惊异地发现照片中洋溢着新婚喜悦的她，比我记忆中的模样清秀得多，心想，这么有明星范儿的一张脸，当年没有去考个什么电影学院，实在是有些可惜。老婆看了自己将近五十年前青春四溢的芳容，更是美得眉开眼笑，兴冲冲地凑到我耳边说："嗨，我当时怎么就看走了眼，把一朵鲜花插到你这堆牛粪上了？"我不甘示弱，也凑到她耳边说："那不是看走了眼，那叫情人眼里出潘安！"话刚说完，两人便相视大笑起来。

走好，卡琳娜

几天前，我的紧邻卡琳娜老太太溘然走了，她是我唯一的俄罗斯朋友，失去她，我十分难过。

卡琳娜于上世纪前苏联瓦解后，以难民身份随着儿子来到美国。不曾工作，靠政府救济生活，虽无冻馁之忧，却是有些清寒。公寓里其他逝者的身后遗物往往能让邻人们进进出出挑拣好半天，她的那点家当却简陋得无人问津。

我不知道卡琳娜是何时搬进这座老年公寓的。2008年年底我入住到她的紧隔壁时，她是第一个向我表示欢迎的邻居。那时，她看起来还很壮实，甚至常让我想起苏联电影《静静的顿河》中那位漂亮而又活力四射的女主人公阿克西尼娅。可是不久，她的呼吸系统就出了问题，走起路来步履蹒跚，一下子衰老了许多；而且病势急转直下，一年多后即不得不一出门就推着步行扶手椅，走走停停，停停走走，与我脑海中的第一印象判若两人。

由于语言方面的阻隔，我与卡琳娜的交往并不多。只有一次，她洗手间的灯泡坏了，请我帮她换了一个新的。也就是这一举手之劳，让她对我久久心怀感激，除了当下就回报了我一盒巧克力糖，每次在院子里见到我都会热情地打招呼，并不时把她分得的一部分果蔬用塑料袋装着不声不响地挂在我的门把手上。有一天，她还颤颤巍巍地把我领到她家，将一件成色很新的浅咖啡色风衣送给我。那风衣做工极为精细，款式也很时尚，可是我实在是觉得受之有愧，便婉言辞谢。老人家马上显出一脸悲戚，看着我说："你若不要我会很伤心！"弄得我只好赶紧笑而纳之。

卡琳娜的和蔼友善还曾化解了我的一个成见。我在英语补习班进修时，任课的美国女教师为让大家都有机会坐到中间位置，每到周一就让所有学员都向左移一个座位，最左边的那些学员则坐到最右边去。有个周一，一位坐在最中间的俄罗斯矮个男子迟到了，他本应按例左移一下，坐到已为他留下的空座上去，可他偏要耍横，硬挺挺地站在他原来的座位跟前，凶光毕露地盯着按规矩坐在那里的墨西哥女孩。任课女教师很客气地向他做解释，他竟充耳不闻。那墨西哥女孩为顾全大局，只好苦笑着把座位让给了他。这件事让全班同学都看不下去，也给了我一个"俄罗斯人蛮不讲理"的坏印象。可是跟卡琳娜相处久了，我渐渐意识到自己也失之武断，其实那矮个男子只是个另类，并不具有普遍性。

风烛残年的卡琳娜，不仅日子过得清寒，心境想必也颇为孤苦。最后这一两年，她已缠绵病榻不怎么出门走动，却很少见亲人来看望她，只由一个会说俄语的保加利亚妇人照料着。这妇人心地并不坏，可是缺乏最基本的护理修养，动不动就跟她大声叫嚷，我在隔壁都听得揪心。一个病入膏肓的高龄孤孀，说一句话都得歇两三口气，哪里受得了这般委屈？如今她走了，应该说是一种解脱。

走好，卡琳娜，愿你在天国安享喜乐！

负疚的追怀

　　老年公寓，大体就是人生的最后一站了，入住的残年老者多半都是已准备好从这里重返大自然的。所以听到有人去世的消息，一般都不会对我有多大的触动。但是黄先生不同，得知他昨天匆匆走了，我马上就觉得应该尽快写点什么来寄托哀思。

　　黄先生和我都是土生土长的黄陂人，两村相距不过十几公里，是很亲近的老乡。而且很凑巧，我俩都是曾在武汉念过几年书才走出省去展开自己的人生；退休后两人又曾同在北京的那片天空下闲度余年；移居美国后，更相跟住进了眼下的这个老年公寓，成了朝夕相见的近邻。"老乡见老乡，两眼泪汪汪。"其实那眼泪有时是喜极而流的。几年前我在公寓门口第一次见到黄先生时，两人高兴得立即用那些常被外地人当作笑料的黄陂土腔土调打趣，笑得泪水盈盈。

　　黄先生酷爱京剧，不但对京剧的发展过程深有了解，对京剧各大流派的特色都能说出个子丑寅卯，也能随口唱出好些京剧名段。有一次，我们公寓的文工队到奥克兰市的一家老年公寓作友情演出，他清唱了一段现代京剧《奇袭白虎团》中的独唱，声情并茂，韵味十足，大受欢迎。很多人都赞叹说："了不得，简直就是专业水平！"

　　说到唱京戏，我心里一直对黄先生一直藏着一份自责。四年前，公寓成立了一个由戏曲爱好者组成的戏曲活动小组，黄先生被公推为组长。那年中秋节，公寓华人按惯例举办联欢晚会庆祝。由于当时戏曲活动小组刚成立不久，一时拿不出很成熟的节目，黄先生跟我商量，暂不安排他们小组参加演出。我作为那次晚会文艺表演的负责人，明确地同意了他的想法。可是后来我发现节目太少，富裕时间过多，仓促之间就让一位爱唱老生戏的京剧爱好者登台补了一缺。不想晚会后黄先生直言问我："咱们俩当面商定，戏剧活动小组今晚不出节目，你怎么又临场生变？"他的话来得很急，把我怔住了。我想，不就是一桩让大家多高兴几分钟的小事吗，何必要那么认真？没做多少解释我就转身走了。有一说一，事后我也反躬自问了一下，意识到自己在处理这件事时确有不妥之处。那位临时补缺的先生是戏剧活动小组的成员，他上不上台，应先让他们小组拿出意见，再由晚会的组织者酌定，不然那个小组长不就形同虚设？我的越俎代庖显然是对黄先生的不尊重，我应该当面向他表示歉意。可是我过于自尊，辨明了是非曲直却怕丢面子，一直没有勇气向黄先生承认自己的失误。黄先生宅心宽宏，自当晚问了那一句后，就再也没提起过这事，而且从未对我表示过一丝一毫的怨愤。

黄先生是被肾癌夺去生命的。他走得太突然，几天前我还在院子外面的人行道旁跟他连说带笑地聊了一阵，不想转眼就天人永隔了。他的逝去骤然使我心中隐藏着的那份自责变得分外沉重，我谨以此小文送黄先生最后一程，并郑重地说一声："黄先生，我对不起你！"

女儿爱搬家

我女儿入籍美国后，不知是哪根筋被触动了，变得特爱搬家。我算了算，自她在湾区第一次有了自己的住房到现在，不到二十年，至少搬过七次。有回我忍不住问她："你又要搬家了？"她回答说："我都四年多没挪窝了，还不该搬一搬？"那神情，就好像久住一地不搬家是件犯傻的事。

不过，女儿每次搬家都是有理由的，她跟两千多年前的孟母一样，也是为了给自己的孩子找个良好的成长环境才不辞劳苦东移西迁。

在她的七次搬迁中，有三次尤其能显示她的这种良苦用心。

一次是在1998年。那年她住在东湾F市的一栋三联体错层楼房里，怀上了第一个孩子。即将做母亲的她，觉得自己的住房夹在两户邻居中间，显得十分逼窄压抑，需要换一栋很有气势的大房子，让宝宝来到人世后很快就发现自己身处一个非常美妙的世界。于是左挑右拣，在比东湾更东的L市新开发区买了一座相当气派的别墅。其后院容得下四五个篮球场，车库能同时泊入四台轿车，高大宽敞的主客厅装饰得金光灿烂四壁生辉，即便请几位达官显贵来举办一场舞会也不显寒酸。是年乃农历虎年，她喜得虎子。儿子长得浓眉大眼，可爱得醉人，她按捺不住喜悦赶紧跟另一半商量，最好趁着年轻精力旺盛，再给儿子生个小妹妹。还真是天遂人愿，2000年，也就是农历龙年，他

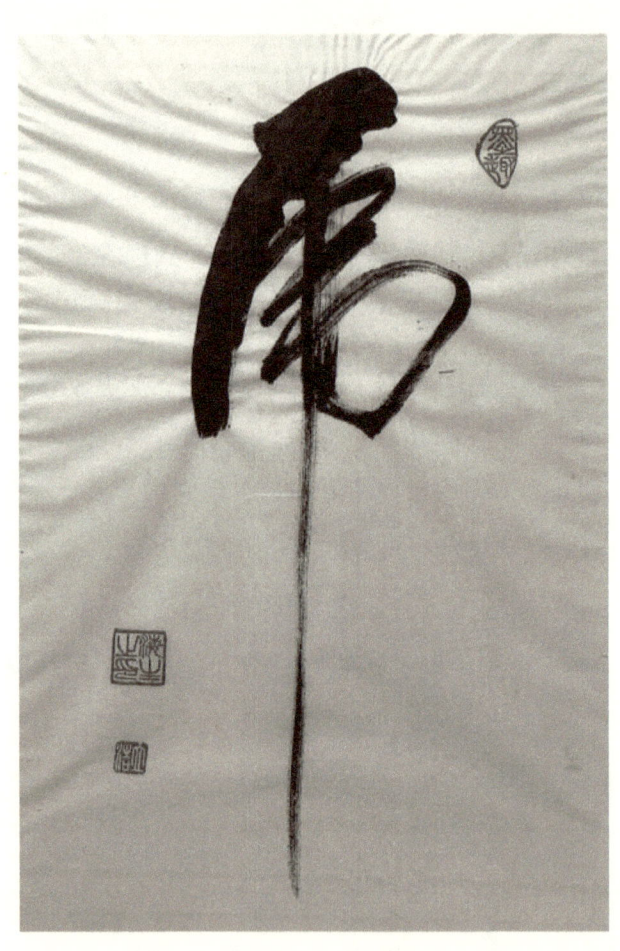

我为外孙写的生肖草书，他属虎（本文写的第
一次搬家就是为虎子出生）

们又称心如意地得一龙女。有儿有女万事足，一家四口过得别提有多滋润。

另一次是在孩子长到三四岁的时候。当时，我女儿女婿都在湾区南半岛工作。每天上班时把两个孩子绑在车座里，翻山越岭带到自己公司附近的托儿所里待一天，下班后再接回来。九曲十八弯的山道回回把两个小东西整得一嘴鼻涕满脸泪地一路大哭。尤其不理想的是，L市没有一所令他们满意的幼儿学校，孩子的就学问题迫在眉睫。于是，两人一合计，搬家，搬到学区最好的中半岛P市去，尽管那里的房价高得令人咋舌，卖掉原来的豪宅也只能换来一栋住起来紧巴巴的townhouse，那也在所不惜，而且毫不拖泥带水，说搬就搬了。

再一次发生在我外孙念初中、外孙女小学即将毕业之际。当时，打从进入学前班起就选定法语为主要外语的两个小家伙，已能用初级法语叽哩咕噜地躲避爸爸妈妈说他们的悄悄话。可惜P市学区虽好，却缺乏相应的法语环境，想有大的长进很不容易。有天，女儿打听到半岛北端的S市有所法国人办的中学，以法语为主要教学语言，在湾区口碑甚佳。于是心急火燎地赶在暑假结束前跑去S市租了一套两室一厅的住房，把孩子带过去就近入学。那所学校毕竟是法语的天下，几年下来，两个孩子的法语已说得能在巴黎给爸爸妈妈当翻译兼导游。

眼下，我外孙正张罗着要去法国念大学。如果报考成功，我猜想女儿很可能会跟过去住一段时间。果真如此，那应是她为了孩子的第八次搬迁。

少年夫妻老来伴

少年夫妻老来伴，是中国人常说的一句俗语，意思是男女两人结合在一起，年轻时是恩爱夫妻，老了就是亲密的伴侣。这俗语并不俗，理解起来是需费点思量的，特别是"老来伴"三个字，要想深切地感受它还真得有些非同寻常的人生阅历。

最近，公寓里一位年过八十的老朋友被癌症折磨多年之后终于逝去。他生前与我谈词品曲多有交往。噩耗传来，我非常难过，打电话给他的太太，想去她家给她一些安慰。她听出我的声音，马上泣不成声地说："实在对不起你，他这一走，我简直不知道该怎么活下去，我实在是受不了……我现在感觉非常疲惫，脑子里一片空白，只想一个人待在家里……等我缓过这一阵，我一定把他最后的情况告诉你……谢谢！"突然失去老伴的另一半声泪俱下地诉说自己的痛不欲生，让我喉头哽咽，也勾起了我的许多回想。

我的岳父岳母是抗日战争期间结识于战地救护队的一对热血青年。婚后琴瑟和谐，育有三子六女。孩子们成家立业后，家家的生活环境都比父母的好，也都希望退休后的双亲到自己家里来住一段时间。可是老俩口谁家也不去，就喜欢厮守在自己那套客卧厨卫的界线都不大分明的职工宿舍里。1999年8月，八十六岁的岳父灯干油尽毫无征兆地撒手人寰。平日里忙进忙出笑容满面的岳母骤然就失去了原有的神采，话不多了，行动迟缓了，潜在的种种病痛接踵袭来。不到两年时间也匆匆驾鹤西归。孩子们一阵悲痛之后明白过来，孝心也难以弥补落单老人内心的空寂，妈妈是追着爸爸而去的。

2008年，我们公寓里人缘最好的邻居谭老大姐因患胰腺癌过世。临走那天清晨，忍痛躺了三个多月的她意识到自己已临近终点，用了最后一点力气把丈夫唐先生叫到临时为自己搭的单人床上，紧紧地偎进老伴的怀里，静静地停止了最后一息。料理完太太的后事后，孤雁般的唐先生对我说："她在我身边时我总埋怨她太霸道，现在我巴望着她来对我霸道，可是她永远来不了啦！"话刚说完，一颗豆大的泪珠便从老人凄苦的面颊上滚落下来。

这两年，我在市老年活动中心认识了一位常用轮椅推着自己的老伴四处走动的老太太。她的老伴偏瘫了，生活不能自理，连吃饭都得她一口一口地喂。日子久了，她已累得憔悴不堪。可是她依然无怨无悔地把全部精力都用在维护丈夫的生命上。她悄悄地对我说："他再怎么不行也是个活物，看着他睁着眼睛我就觉得我的这个家是圆满的，我心里就踏实。他要是把眼闭了，这个家就碎了，我苟延下去还有什么意思？所以我拼着命也要让他活下去！"

回想这类事例，往往令我心酸，也令我感叹。风烛残年中的老来伴是夫妻两人用漫长岁月搭建起来的相互关爱、相互支撑和相互包容，一旦失去就再也找不回来，也难以替代。但愿普天下的老伴们健康长寿，且行且珍惜，共享老来伴带来的温馨与欢乐。

我的婆姨种豆角

我和我的她都不是陕西人，但是那年一起考入了陕西省的一所大学成了同班同学，后来又结为秦晋之好。陕西有很多地方的人管老婆叫婆姨，这称呼听起来有点土，却比文绉绉的"拙荆""贱内"多了好些纯朴的夫妻情趣，所以心情一好，我也会叫我的她一声婆姨，常逗得她一边笑一边追着打我。

我的婆姨喜欢盆栽，但凡有点观赏价值的花草她都侍弄过，诸如君子兰，蟹爪兰，吊兰，朱顶红，仙客来，菊花，文竹之类。虽因地盘太小，难以形成万紫千红的壮观景象，但随着季节的变化，十几个花盆里轮番绽放出一朵朵娇俏的鲜花来，婷婷袅袅地立于周围的一片绿色之中，也挺养目怡神的。

今年，她的盆栽喜好有所扩展。清明前几天，一位老朋友来我家串门，谈起我后院里的那棵因根部受损而死掉的枯树，我说我准备把它挖起来扔了，他赶紧劝阻道："别挖，我给你几颗很好的四季豆种子，你把它种在这棵枯树旁，再把豆藤引到树上，树会显得生机勃勃，你也不用搭架子，两全其美！"这建议既能为我的后院增色，又能帮我解决一部分吃菜问题，我连赞带谢。我婆姨更是大感兴趣，当即就表示一定亲自来办这事。

清明前后，点瓜种豆。为了不误农时，我婆姨就在清明那天找来一个很大的黑色塑料桶，先在底上打几个小孔，再装入专门买来的果蔬种植土，将豆种埋了下去，浇足水，开始了她栽培豆角的尝试。

　　四季豆的生长到底比一般花卉快很多，只一周多的时间，嫩嫩的新芽便开始长叶牵藤，又没过多久，那细柔的藤蔓就自动找到树干螺旋似的迅速往上攀缠，简直是看一回一个样。长势如此喜人，婆姨乐歪了嘴，后悔前两年没开这一窍，忙着把她培育花草积累的经验转移过来，隔一两天浇一回水，十来天追一回肥，比做盆栽还上心。只是所需的水得由我来准备。近几年加州连年大旱，政府已明令禁止私自用自来水浇灌花草果菜，我不得不每天将淘米水和洗菜水收集起来供她使用。人家提起洒水壶就浇，美滋滋地，还会荒腔走板地学着黄梅戏《天仙配》里的七仙女，哼句把"你挑水来我浇园"。

　　朋友送的豆种果然是上品，一转眼，两米多高的藤蔓上就白花点点，随之又结出一条条细细的小豆角。待到爬得最快的藤蔓缠到树顶时，那一条条细小的豆角也都长到一尺多长比大姆指还粗。看着那又鲜又嫩的果实，我馋得要摘，可是婆姨坚决制止："不行不行，最先结出的豆角营养充足，籽粒饱满，要留下做种。过几天有了新成熟的，你再去摘了尝鲜。"

　　大约是三天后，我们终于第一次吃上了自己种的四季豆，真是别有一番鲜美在心头。婆姨感慨地说："遗憾，送我们豆种的朋友回国去了，若是他还在美国，请他来跟我们一起吃这顿饭，那就更有味道了！"

小荷才露尖尖角

外孙女英子自幼聪明活泼，脑子转得特别快。四岁多进了学前班，没多久就不怎么说中文，常常叽哩哇啦弄得不懂英语的姥姥一头雾水。有回姥姥说："英子，你应该说中文，不然姥姥不知道你想做什么。"她马上用中文回应："姥姥，你应该学英语，不然我不知道你想要我做什么。"笑得姥姥直说："好厉害的小嘴巴，一点不让人！"

更有意思的是，英子还没读完学前班就有了一定的经营意识。有个假期她跟爸爸妈妈来看我们，姥姥送她一顶专为她钩织的小绒帽。她拿着那小绒帽里里外外细看了一遍，突然眼睛一亮说："姥姥，这帽子好漂亮啊，你可不可以再织几顶，我拿到街上帮你卖？" 逗得大家一致笑着表示，这孩子将来最好学经商！

念小学时，英子的经营意识就更趋成熟了。有次她们学校在操场举办一个大型游乐活动，有人卖吃的，有人卖玩具，孩子们可以在充气的彩色城堡里爬上滑下，或在临时立起的岩壁上攀登，还能观看轮番上演的各种歌舞，很是热闹。事前女儿约我届时带上笔墨去为英子助兴。我那天去一看，原来是英子在场内也摆了一个摊位，出售她自制的白纸红丝带书签。为了提高那些书签的艺术品位和市场价值，人家早就谋划好了，让我坐在摊前，当场在书签上题写中文诗句以招徕顾客。她的这一推销策略还真管用，很多金发碧眼的小朋友没见过中

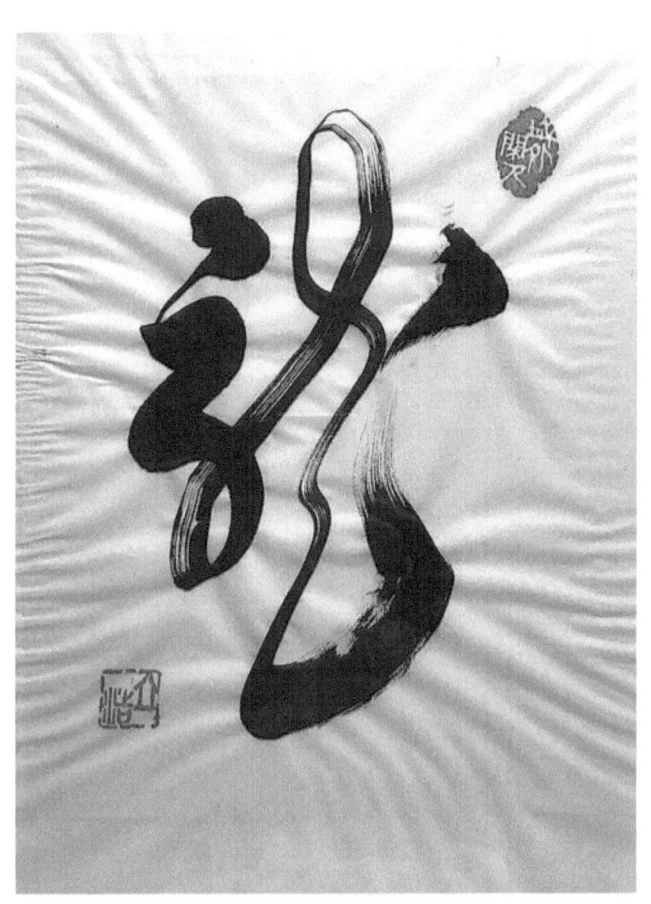

我为外孙女写的生肖草书，她属龙

国老爷爷用毛笔写字，都站在跟前围观。他们并不知道我题写的内容，但觉得新奇，先后买走了好几十张。英子在一旁喜滋滋抿着嘴偷偷地笑。

最让人高兴的是她将近十岁的时候，兴趣一下子集中到读书上来了，除了听老师讲课和练体操，基本上是手不释卷。我见她那么喜欢读书，就建议她自己也动手写点东西，既能学以致用，又可练练手。她妈妈告诉我："她已经开始学习写作了，但是都存在她的电脑里了，不让别人看。小东西，心眼多！"岂料正是这心眼多的小东西，今年初将三十来篇从同学和她自己的习作中筛选出来的文章汇集在一起，编辑成一本题名为《相信我》的文集，请一位擅长画画的同学设计了封面和封底后，再委托一家出版社印成了几十本书。那书印得有模有样不亚于销售品，我第一次看到时不禁惊喜万分。我的英文很菜，啃不动书中的内容，但我很清楚，一本书从最初的筹划到最后印出，是一项系统工程，纵横交错的工作很多，即使对成人来说也是十分严峻的挑战。英子作为一个刚满十五岁的初中生担纲主编，尽管只负责稿件的搜集、审定与编排，而且有老师的指导和帮助，她也必须具有一定的组织能力、文学鉴赏力，和踏踏实实的工作作风。说实话，如果一开始就知道她有此惊人之举，我会为她捏一把汗。可是她很充分地展示出了她的潜能，用数十天的辛勤伏案将自己的预想变成了现实，从而完成了自己成长过程中的一次闪亮的跨跃。

"小荷才露尖尖角"。有头脑也有行动的英子，人生才刚刚起步。不过不论她将来朝哪个领域发展，我都觉得精彩可期。

人，活的是心态

　　欧阳大姐是位医生，在上海工作了一辈子，退休后又在纽约发挥了几年余热，现在是我们公寓华人居委会的保健顾问。

　　我与欧阳大姐交往，缘于唱歌。她是公寓华人合唱团里稍有些童子功基础的美声女高音，也是不得不推着扶手椅上台的一位。我在团里凑合着兼任指挥，每场演出都看到她先把步行椅往台边一搁，再精神抖擞地站进演出队伍，全神贯注地投入演唱。而且，她的声音一爆发出来，我的指挥就踏实多了，因为我有经验，我们的合唱演出，只要有一个声音能镇住台，其他人就会大胆跟进，这首歌就一定不会唱砸。我私下问她："您都八十多岁了，心脏的大部分都已被人造部件取代，还靠着起搏器维持生命，为什么还要那么卖力地唱?"她说："登台，不只是为了亮相，主要是要为这个集体节目出一份力。如果每个人都怕出头，等着别人使劲，那歌肯定就唱不下去了。"

　　我患肺癌以后，欧阳大姐对我的关怀与照顾令我铭感五内，最让我难忘的是我做化疗的那天，她从早晨七点到下午五点一直在病房里陪侍着，中间只吃了一块面包，喝了一瓶白水。结果回家后，几种老毛病一起并发，坐不能坐，躺不能躺，两只脚肿得连鞋都没法穿，挣扎了好几天才缓过劲来。得知这情况后，我很懊悔让她在医院待那么久，化疗反应稍有减缓我就去看她，向她表示歉意。她说："你不用客气。你是高危病人，我是医生，我对你的关心不能只限于送点营养品，说几句宽慰话，我得全程了解你的医疗过程和你的各种反应，再拿出比较有分量的辅助意见。我有职责在身，如果我老是跟病人保持着距离，我这个顾问恐怕无论做什么都只能是隔靴搔痒。"

去年刚入冬，欧阳大姐就忙着送给我和我太太一人一条又漂亮又柔软的围脖，要我们注意保暖。我这才知道她多年来一直在为无家可归者织毛衣。我禁不住向她请教养生之道："您年岁这么大，又有多种病痛缠身，可是唱歌、跳舞、打桥牌、辅导保健、参与社会上的慈善活动，样样都不误，而且还老是那么劲头十足，激情四溢，有什么秘诀吗？"老大姐笑了："哪有什么秘诀？我就是个基督徒，早已把一切交给主安排，如果主哪天把我接上天堂，我会在那里安享永恒的喜乐平安。所以我没有任何精神压力和思想负担。从医学角度讲，无忧无虑，不惧不怕，对身体的帮助比吃药打针还有效。就这一点而言，你现在最需要向我学习。你说是不是？"

欧阳大姐以其随时都会出现不测的老病之身，能活出一片色彩绚丽的夕阳红，跟她一贯积极、热情和乐观的人生态度分不开。如果她的内心不这么阳光，没有这么充足的正能量，情形恐怕就会完全不同。由此我领悟到，人，不论是谁，活的就是个心态。

亲 情

近一段时间，电视上接连登出广告，为刘晓庆主演的中国话剧《风华绝代》来湾区演出造势。

刘晓庆在中国大陆演艺圈中是一位很有分量的人物。尽管她的感情生活一波三折闹得沸沸扬扬，甚至还因税务问题锒铛入狱让国人大跌眼镜，但人们对她在电影、电视和舞台上塑造的众多艺术形象还是一致肯定和十分赞赏的。特别是她养颜有术青春长驻，六十来岁的人了，还能把妙龄少女演得活灵活现，一点都看不出是"老黄瓜抹绿油漆——装嫩"，屡屡叫人啧啧称奇。

正是基于刘晓庆杰出的艺术成就和她的传奇经历，我和我老伴这回兴致勃勃地决定，等到《风华绝代》剧组在湾区演出时，一定要近距离地亲睹一下这位明星长青树的迷人风采，多花点钱也在所不惜。于是赶紧找有车的邻居商量，想跟人家搭伴买票前往。没想到这位艺坛大姐大太有票房号召力了，还在电视台使劲为她做广告时，最高价位的票都已是一票难求了，实在让人遗憾。

真是人一有福老天爷也肯帮忙，就在我们俩想看戏又购票无门时，女儿从旧金山给我打来电话："爸，我费了九牛二虎之力弄到两张《风华绝代》的话剧票，你和我妈，谁有兴趣陪我一起去看？"

"这戏我和你妈都特想看，正愁着买不到票。不过你只有两张，就留着跟红戈一起去看吧。"红戈是我的女婿。

"他要陪女儿练体操，去不了。既然你们俩都很想看，我就把两张票全给你们。要吗？"

我觉得不妥，问她："那你呢？"

"你不用担心我。我先把你们送进剧场，然后找个咖啡店上网，戏完了再送你们回家。"

我没有跟女儿立即做出最后决定。等老伴游完泳回了家，我把女儿的心意告诉给她，并提出了我的建议："这么多年，你难得跟女儿一起看场演出，这回你就去吧！"

老伴觉得这么做也不合适，就问我："那你呢？"

"我的时间太好打发了，坐在那里构思一篇豆腐块文章就能耗掉两三个小时。"

"我一点艺术细胞都没有，看不出什么门道来，看也是白费了钱。还是你跟女儿一起去看吧，说不定还能激发出你的一点灵感。"

我实在于心不忍，又反问她："那你呢？"

"你就别为我操心了。我看电视，嗑瓜子，困了就去见梦婆婆。"

这篇文章写到这儿时，三个人中究竟哪两个能最终成行，尚未确定。不过我已无心去等待那个结果，因为我觉得不论结果如何都无关紧要，孩子及父母之间所展示出来的相互体贴与关爱，毫无保留且真心实意的，任何一个失去这次机会的人都绝对不会计较于心，相反，还一定会为另外两人能如愿以偿感到由衷的高兴。

这，就叫亲情。

可敬的岳母

我的岳母出生在四川一家书香大户，算得上名门闺秀。她天生刚正开朗，豪爽不让须眉，还写得一手好字，念高中时就有商家慕名请她写店铺招牌。

老人家上年纪后最爱念叨的事，是她在重庆念大学时正值日本大举侵略中国，抗日救亡运动风起云涌，她瞒着父母毅然改名换姓投笔从戎，到湖北省老河口地区参加了战地救护队。在那里，她遇上了正在该地区组织救护培训的著名女作家谢冰莹。两人秉性相投，一见如故，交往甚密。至今，家里还保存着她俩在长坂坡纪念碑前的戎装合影。碑上"长坂雄风"四个遒劲的大字正是两人英姿飒爽的真实写照。谢冰莹深为这位女战友冲破家庭阻拦挺身赴国难的坚毅与精忠所感动，把她当作原型写进了自己的小说《三个女性》，取名甘芝华。

岳母既是一位敢在沙场出生入死的巾帼战士，又是一位有担当且能干的贤妻良母。1960年，她膝下已有三男六女九个孩子，又赶上那个食不果腹衣不暖身的三年困难时期，日子本来就过得相当凄苦，偏偏在这个时候，我岳父因抗日期间在国民党的一家情报机关工作过半年，算是有历史问题，被送进一个大型农场进行思想改造，处境便更是雪上加霜。面对这能压断脊梁的重担，岳母二话没说，咬紧牙关，挺直腰杆，硬是将它挑了起来。孩子们大都没有成年，她主动放弃市教师进修学院的高级别工作，就近在一所小学任教，以便照顾家庭。统配的粮食不够吃，她把自己饿瘦了一圈，尽量让成长中的孩子多吃一口。为了节省开支，连有限的布票都总是只用一部分，买回衣料后自己动手缝制，新老大，旧老二，缝缝补补再老三。岳母的针线手艺极佳。我跟她女儿结婚时，她亲手缝了一件棉袄作陪嫁，针脚之精细，款式之新颖，倾倒了所有看新娘的客人。

　　岳母一生遭受的最大磨难，发生在十年浩劫中。本来，首当其冲的应是我的岳父，可是那时他已是正在接受改造的"死老虎"，急于立新功的造反派目标在于挖掘新的斗争对象，对他这类人不感兴趣，由是，他以精书法，擅丹青，被安排天天写标语，画宣传画，躲过了一劫。我岳母却因为说了某夫人的一句大实话而获罪，被没完没了地批判、游街整得死去活来。她很清楚，是丈夫的历史背景连累了她，可是她无怨无悔，一批斗完就打起精神回家一如平常地操持家务。孩子们为妈妈的冤屈落泪，她还得强颜为笑，勉励他们不要在逆境中丧失了做人的志气。

　　所幸，改革开放后，岳父岳母都得到平反，过上了安定的退休生活。孩子们相继成家立业也为他们带来不少宽慰。在给两老同做七十大寿时，我拟了一副对联送去，岳母看过，含泪笑了。联曰：

　　　曾经沙场　又遭浩劫　喜育桃李酬壮志
　　　欣逢盛世　颐养天年　乐舞翰墨慰平生

她的心中有团火

我们公寓里的基督徒们，每个月的第四个周六上午都要去教会参加一个专为老年信众举办的"长青团契"。该团契有三项主要活动：先分享一位牧师证道，然后吃一顿免费午餐，再来四五十分钟轻松愉快的余兴。

"长青团契"是教会里几位热心侍奉的同工组织的。其中一位被大家亲切唤作惠芹的姐妹虽比我们这些白发苍苍的团契成员年轻许多，也早已是年过半百的人了，而且看起来身体也还略显纤弱，可是她在为这个团契工作时焕发出来的超乎寻常的活力与热忱，却让人觉得她才不过三十出头。午餐前，她跟其他同工一起准备饭菜茶水及杯盘刀叉。午餐后，她要参与各种餐具的清洗。有时，她正在厨房里忙得两手不闲，外面余兴活动的主持人会突然高声喊道："惠芹，快出来，你的节目该上场了！"她又得边擦手边小跑赶出来，接过麦克风，用她清脆的嗓音把大家引进一个新的娱乐程序。我每次去参加"长青团契"，从进食堂到余兴结束，几乎从未见她停下来歇口气。

惠芹不光是在教会里为当天的"长青团契"忙进忙出，回到家里，她还得在工作之余挤时间为设计下一次团契的余兴煞费苦心。她通常是为老人们安排一些简单的智力活动，比如猜谜语，找成语，用火柴棍巧妙拼图，将四个柑橘竖直堆放起来等等。安排妥当后，还要为这些活动配制必要的道具。到了正式活动那天，她又会拿着手机到每张桌前去拍照，并在稍后通过互联网传送到各人的电脑里，为大家记录下美好的时刻。为了激发人们的兴趣，她还常常准备一些小礼物送给活动的优胜者。小小的鼓励，往往能让一屋子老年人活跃得忘了自己已经寿比南山。

最令人难忘的是，每年圣诞节那个月的"长青团契"，惠芹总会精心编排出一两项得奖人数非常多的余兴节目，并亲手为之制作一大堆十分精美的奖品。大部分奖品上的装饰件，如玲珑剔透的水晶球、红丝线编织的中国结，绚丽夺目的彩珠等，都是她自己花钱买回来后再很艺术地点缀上去的。有些装饰件价格不菲，总合起来是一笔很大的开销，她也慷慨解囊，从不吝惜。为了让没有得奖的人也共享喜乐，她还特地为他们预备了很漂亮的纪念品，在活动结束前一一分发。每年这个月的"长青团契"，气氛热烈，情绪高昂，皆大欢喜，惠芹功不可没！

惠芹为"长青团契"操劳是没有休止符也不遗余力的。最近，她为了丰富余兴活动的内容，又想出了一个新点子：搜集每位参与者从小到老各时段的照片，然后用大屏幕展示出来。当一幅幅风华正茂的俊俏容颜出现在屏幕上时，抬头观看的老人们个个都会在惊喜之余勾起自己的一些美好的回忆，不由得脸上绽开美滋滋的欢笑。

惠芹为大家服务既热情又真挚，身受其惠的人有一个共同的口碑，说她的心中有团火。

棋友冯老

冯先生八十多岁了，依然精神矍铄，思维敏捷，又长着一个苏格拉底式的前额，一看就是个睿智的老人。

冯老是我在公寓里的唯一棋友，我们常在晚饭后对坐于某个过厅切磋一两局。因为周围邻里对围棋感兴趣的人极少，我们对弈时很少出现"观棋不言真君子，见死不救是小人"的尴尬局面。

老先生属于进攻型棋手，棋风甚是凶悍，开局后一待大场被抢完，便立即以凌厉的攻势向我杀来。特别是在他发现我在某处的破绽后，更是乘势死缠恶斗，不见斩获决不罢休。

曾记得一位围棋九段高手说过，专业棋手与业余棋手最大的不同就是专业棋手会算，能将几十步之后的棋局展现在自己脑海里。冯老先生虽没拿过什么段位，算棋的能力却非一般玩家可比，我跟他下棋败多胜少，就吃亏在常遭他"暗算"。比如他正在某处跟你争得不可开交时，会突然佯装另起战端，跑到八杆子打不着的地方扔下一颗子，你若赶过去应招，他就马上回到原处，将你的棋阵围成一条大龙进行追杀，最后借着远处那颗子的接应得逞，让你大呼上当。

冯老还有一个杀手锏就是长于安排劫争，每到危急时刻，他就会不动声色先将自己的漏洞堵死，不给我留什么要命的劫材，然后跟我开劫。他使用这一招转败为胜不是一次两次。当然，他也有失算的时候，遇上那种情况，他会仰起头来，用手拍打饱满的天庭，连声说："臭棋，臭棋，我下不过你，我下不过你！"引得两人一阵大笑。

我跟冯老下棋，棋艺颇有长进，但是我最大的收获还不在此，而在于他对棋义的诠释。他曾对我说："围棋这东西很有哲理性。你看，你一心想把对方的某几个子吃掉，人家可以虚虚地应你一两手而另作他谋。等你费了半天劲得逞了，他却在别的地方围起了大模样。你这不是得不偿失吗？反过来，你老是只想抱西瓜不捡芝麻也不行，因为每个小地盘都弃之不顾，你就没了根，你的大模样要么建不起来，要么建起来了也很容易被攻破。这里呀，有个战术与战略的平衡问题，很费斟酌。"他的这番议论确实精辟，我不觉一震。我这一辈子，东一榔头西一棒子的小敲小打，听人家夸个多才多艺就沾沾自喜，却始终没有什么大的建树，到头来还得顶着满头白发跑到美国来吃社会补助，这不是人生战略上的失败是什么？！

跟着好人学好人，跟着智叟学聪明。冯老的点化虽然来得有点迟，我也还是挺感激他，因为，我总算活明白了一些。

街那边的半墙红叶

街对面那户人家的前院里，靠墙种着一丛像是藤蔓的植物。每年四月初烂漫的春花过后，枝条上层层叠叠的红叶便将那墙的一半覆盖起来，鲜艳惹眼，比深秋的香山红叶更多了一份生机与娇媚。

至今我也不知道那红叶植物的正式名称，刮目关注它也只是近两年的事，大概是缘于一次特别的感触，那半墙红叶已深深植入了我的心田，成为我记忆中的一道亮色。

那是前年夏初，我把姐姐和姐夫请来美国小住。除了到几个旅游热点转了转，我们经常是坐在宽大的玻璃拉门前聊天。从孩提时跨过村头的小石桥去挖野菜，自己带着桌椅到本村的一位老先生家读私塾，到逢年过节村里舞狮子划旱船；再从各自成家立业，历尽种种艰辛，到儿孙们的成长变化……总有说不尽的话题，道不完的慨叹，彼此都对早已逝去的旧时岁月怀着深深的眷念。

有天下午，蓝天如洗，丽日当空，我们依旧坐在玻璃拉门前，回味那些不无苦涩却也满有情趣的风雨人生。姐姐忽然指着街对面说："你们看那些红色叶子，今天好像显得格外漂亮！"我放眼看过去，骤然发现那久而不觉其艳的半墙红叶在强烈的阳光照射下，果然有如晶莹剔透的红宝石，美得醉人。应该说，我看过的奇花异草不少，此刻这半墙红叶却让我有了别样的感受。打那以后，它便与我的情感世界紧紧联系起来，只要我扫它一眼，立即就会想起我和姐姐姐夫一起度过的美好时光。

那次请姐姐姐夫来美国，实际上是我要了却一桩心愿。姐姐只比我大三岁多，可是从小到大，她对我的呵护与关爱，跟我母亲相差无几。记得还在农村念小学时，姐姐织手套，先给我织一双，织围脖，先给我织一条，总怕我冻着。我是独儿子，母亲常给我开小灶，做些好吃的，姐姐从不跟我争抢，总是让我先吃个够。因为在农村务农，姐姐耽误了好几年学业，进城后，我已念高中，她才进初中。那时，我家已处于半破碎状态，母亲从父亲那里拿到的生活费有限，带着我和姐姐租房单住，日子过得很清苦。姐姐为了让我继续学习下去，自己读完初中就立即找了一份工作，帮母亲维持我的学业。大学毕业后，我被分配到山西大同工作。那地方高寒多风沙，常以土豆高粱为主粮，蔬菜品种极少，生活条件十分艰苦。我不愿让劳苦了一辈子的母亲跟着我受委屈，便把她托付给姐姐和姐夫。他们满口应承，尽心侍奉，没有半点怨言……每当想起这些，我就深感愧疚，觉得亏欠他们太多太多，怎么也得找个机会做一次像样的回报。姐姐姐夫终于应邀来了一趟美国，我虽未做到以涌泉相报，也总算尽了一点心意。

愉快的日子总是过得很快。姐姐姐夫转眼就登机回国了。临行前一天，姐姐特意到街对面给那红叶照了张像，说是回去洗出来挂在客厅，作为此次赴美的留念。她的做法启发了我，也照样做了。第二天在机场送别时我对姐姐姐夫说："但愿人长久，万里共红花！"他们俩听了，都会心地笑了。

多才多艺的老乡

　　我和张先生都是武汉人，也都是为了帮女儿看孩子才远渡重洋来美国的。我俩初次见面是在爷爷奶奶们常带着孙子辈会聚的一个小公园里。虽没有俗语常说的"两眼泪汪汪"，那同乡人异域相逢的亲热与惊喜也还真是让人感慨万千，而且经过一番促膝交谈，双方都觉得共同语言很多，颇有相见恨晚之叹。遗憾的是没过多久，张先生签证到期，不得不匆匆回国。

　　张先生是个很善于学习的人，重知其然，更着力于知其所以然，绝不搞浮光掠影的虚招。接触过几回的朋友都有个印象：这哥们儿有深度。可悲的是他投错了娘胎，留下了个"有家庭历史问题"的胎记，高中毕业后，一再被他报考的大学拒之门外。最后，他在家自学了一段时间的祖传中医后，被安排到一家大型国营农场进行劳动锻练，并在那里度过了他一生中最宝贵的金色年华。

　　去这类国营农场，很像是后来知识青年上山下乡，都是要通过繁重的农业劳动来实现思想转化，强化革命意识。不难想象，这样的农场，物质条件都极其匮乏，也得不到多少财政支持，只能"自立更生，艰苦奋斗"。房子不够用，自己盖；道路要扩展，自己铺；木质器具需添置，自己动手做；炊事队伍要扩大，自己培训……而且这一切都只能在不误农时的前提下完成。这些事，张先生全都经历过，而且事事都做得有板有眼，可圈可点，场领导经常因此表扬他劳动态度端正，锻炼很有成效。最让当年老同事们津津乐道的是，他十一年后返城时留给农场的那把自制板胡，不单做工精致，音色比买来的还优美，成了农场文工队的家珍。

张先生会做乐器，跟他富含音乐细胞大有关系。他吹拉弹唱都无师自通，遇上农场有什么文艺活动，登台过把瘾，回回都能出彩，赢得阵阵掌声。尤其不可思议的是，几年前我回国时去他家探望，他正吹着笛子为一位患者治病，笛声清悠婉转，如泣如诉。只见那患者双目微闭而眉宇间若有波澜起伏。我大开眼界，禁不住暗自惊叹：张先生的才艺，怎"高超"二字了得！

张先生曾在农场炊事班待过，练得一手好厨艺，尤以做武汉鱼丸子名噪亲朋。今年元月，老俩口随着儿子儿媳及两个孙儿举家迁来美国，就住在我们公寓附近。偶有闲暇，就来我家秀两手，为我们做一顿鱼丸大餐。他的制作过程，从除鳞，剔刺，剁肉，到搅拌摔打肉泥，程序分明，有条不紊，动作娴熟洗练，步步成竹在胸，很像是一位资深画家在完成一件作品，多一笔则成累赘，少一笔又失了精神。最后出锅的鱼丸子就更让人啧啧称奇，原本不大的生鱼丸放进鱼头汤里一煮，体积竟能膨胀三倍多，比一个乒乓球还大一圈，里面吸满了汤汁，看起来洁白如玉又吹弹可破；吃进嘴里，松软嫩滑，清淡爽口还略带弹性，口感好到难以言状。

我吃过武汉最负盛名的汤逊湖鱼丸，那味道也不过如此而已！张先生打算今年在我们公寓的中秋晚会上来一曲二胡独奏《二泉映月》，我很期待。

亨利先生

我做过肺癌切除手术后，朋友们给我介绍了好几个治癌偏方。其中最让我乐于接受的是把仙人掌打成果汁饮用。这办法并未得到严格的科学论证，可是我女儿的一位老同学十年前得了肾癌，以它代药，至今还活得有精有神，却是铁的事实。所以我认定它有一定的效用，决定效法一试。

得知我的决定后，给我送仙人掌，为我提供有关线索的人一个接一个。其中，尽心尽力持续不断地帮助我，让我倍觉温暖的，是我的近邻亨利先生。

亨利先生是土生土长的美国人。上世纪在中国工作多年，对中国文化倾心至极，且涉猎甚广，因而说得一口很流利的汉语，并与我这个文学爱好者多有交流。他很了解我的病情，得知我要找仙人掌做术后辅助治疗，便格外地留意起来。

我知道，亨利先生是个办事踏实认真的人，但是没想到他的行动那么迅速。没过两天，他就从约三公里外的一个大公园里帮我弄来了满满两袋子仙人掌。那仙人掌又大又厚实，足以满足我一个月的需要。我感激不尽，但是担心他会受到公园管理人员的责难。他很坦然地告诉我："你放心，我自有做人的底线，决不损公济私。这两袋仙人掌全是自然倒伏后被园林工人清除下来的，我帮他们运走，他们高兴还来不及哩！"说完，使劲握了一下我的手与我道别，像是为我抗癌加油打气。

一个月后，亨利先生又来到我家，手里拿着一包翠绿鲜嫩的仙人掌。他说他在一家墨西哥食品店看到有仙人掌卖，恍然想起我的仙人掌已快青黄不接，便买了一些回来，又不知太嫩的仙人掌是否有疗效，问我要不要。我求之不得，连连说要，同时赶紧掏钱付款。可是他坚决不收，反复表示作为朋友，能为我的健康尽点力，是件很令他高兴的事，请我一定给他这次机会。亨利先生的恳切与真诚让我无法拒绝他的好意，不过跟他言明，下次再不收钱我就不理他了。他哈哈一笑，顿挫分明地说："过一星期我再给你买些回来，绝对按发票收款！"说完，还没等到我的下文就转身拜拜了。

打这以后，亨利先生便成了我的仙人掌采购员。款他是收了，但总是四舍五不入，好几回碰上货款尾数是九毛九，他都早早准备好一分钱的硬币找给我，还绝对不许我回绝。

最近，亨利先生更帮我找到一个长期免费的仙人掌供应者。他兴冲冲地对我说："我朋友家的后院里种有很多仙人掌，常采来食用。他听说你每天用仙人掌打果汁抗癌，让你需要时就给他打电话，他可以马上给你送来。"说完把朋友的电话号码和一盒刚采下的仙人掌递给我。我正待要感谢他，他抢先一步说："你别谢我，我这是借花献佛，你感谢我的朋友吧!"

我肺部开刀已经一年多了，康复很理想，体重还有所增加。原因应该是多方面的，但我觉得亨利先生给我带来的好心情比仙人掌的作用更值得肯定。

服务周到的好司机

　　我们老年公寓有一辆中型巴士，二十多个座位，每天载着出门办事的人满街东奔西跑，忙得像支来去一阵风的梭子。开车的司机是个驾龄超过三十年的中国人，姓龚。

　　龚司机五十多岁，瘦瘦的，脸上一点皱纹都没有，看起来满精神。来美之前他一直在北京工作，一口京腔原汁原味，让来自两岸三地的华裔邻里备感亲和。英语说得多少带点汉语的顿挫分明，但比起那些弹舌头的俄式英语和吐词不清的西班牙式英语要好懂得多。他还有与生俱来的好脾气，相处七八年，总是慈眉善目，面带微笑，从没见他有过一丝怒容，就像个亲善大使。

　　不过，龚司机广受众人赞许并不在于他给人的外在印象，而在于他热情周到的服务态度。

　　每天早晨，他九点前将车开到公寓门前，随即站在车门口，扶持那些搁下了步行轮椅而走动不大方便的老弱病残上车，等大家坐定了，再一个一个地将步行轮椅搬到车后的空闲位置，最后，再按照登记表上的名单清点人头。常坐车的人，大都老得头脑已不那么灵光，难免事前登了记，到时候又忘了上车，他就按登记表上的电话号码呼叫，或是直接到房间里去找人。有时候，等的时间太久，车上的人有些心烦，他却不急不躁，尽力做到不甩下迟到的人。车开动后，他会根据轻重缓急调整路线和车速，确保不误事。多少年来，很少有人因坐车错过了看病预约时间。

送人出去颇不轻松，接人回来也不那么简单。原因之一是出去的人要办的事不尽相同，有的购物，有的访友，有的看病。不论在哪儿，也不论何时完事，只要一通手机呼来，龚司机就得尽快去接，不能让老年人等得太久。原因之二是公寓规定，每天上午从九点到十二点，每小时都要定时从公寓发一班车送人。这两个原因合在一起，使龚司机不得不随时变更运行方案，以做到送人接人两不误。他的应变能力着实很强，等着他接的人，基本上都能在十五分钟之内坐上回家的车。

除了每天上午的任务外，龚司机每周都得用几个下午的时间把人们送到几家有名的超市定点采购，每个月底还要带上部分华裔居民到旧金山的中国城逛两个小时。

这时，他会告诉你哪家菜舖的疏菜价廉货鲜，哪个饭馆的午餐经济实惠，哪里能买到适合华人身材的服装，哪个理发店要价最便宜……大家都夸他顶得上一个导购。

我患上肺癌后，验血，照CT片，做活检，开刀，进行疗，然后又是一次接一次的跟踪复查，一度成为龚司机车上最常出现的座上客。有一次，我们俩闲聊起来，我告诉他，我脑部没有容易共生的癌细胞，淋巴里没有转移迹象，切除的肿块表面也很光滑，医生认为暂时还没有出现扩散，但需继续观察。他听后脱口而出地说："开刀前没有扩散，那以后就不会扩散了。"他这话使我颇受鼓舞。其实，我根本不知道他这么说是否有科学依据，只是基于他平日的为人处事，觉得他是个很值得信赖的人，决不会信口开河。

海伦老师

我是2008年成为美国公民的。此前，我在一个华人图书室组织的补习班进行了将近一年的英语补习以应付入籍考试。义务辅导我们的老师叫海伦。

海伦老师那时已经七十好几了，面容清瘦，也谈不上精力充沛，但是工作十分投入。每次上课，她都带一些与讲授内容有关的图片与画册，使得她的讲解直观简明易懂好记。看得出来，她并不因为自己轻而易举就能应付差事而稍有懈怠，总是很认真地备课。

中国改革开放后，海伦老师曾到北京外国语学院执教十多年。在那里，她与一位中国语言专家喜结连理。也许是这段异国婚恋让她深感甜蜜与幸福，她很喜欢在讲课时穿插一些在"北外"工作期间的轶闻趣事。其中最有意思的是，那年美国总统里根访问北京时遇上感恩节，按照美国人的传统，他想吃一顿火鸡大餐，可是负责接待的中国厨师没谁会烤火鸡。情急之下，中国外交部只好派专车把海伦老师请到国宾馆去当临时主厨，现场指挥火鸡大餐的全程制作。结果，总统如愿以偿，对海伦老师大加称赞。海伦老师笑着对我们说："没想到我这点并不高明的手艺居然还缓和了一场国际尴尬局面。"逗得我们也都笑了。海伦老师长期在中国从事英语教学，很善于根据中国学生的特点遣词造句和控制语言节奏，她的英语叙述我大部分都能听懂，所以她常让我给其他同学当翻译。翻译多了，我逐渐意识到她闲聊的内容其实都与我们的教材紧密相联，根本没有离题走板，真的是寓教于笑谈，别具匠心！

不幸得很，海伦老师的丈夫跟她一起回美国不久就罹患了癌症，到2008年春末，生活已无法自理了。即使在这种情况下，海伦老师还是放心不下我们的课程，仍按时到图书室进行辅导。有一天，我见她满脸疲惫，心情也略显沉重，估计是她丈夫的病情恶化了，便对她说："您应该停下这里的教学工作，多留些时间陪丈夫。这里有好几位员工英语水平还不错，可以接替您。"不知是接受了我的请求，还是实在支撑不住了，海伦老师上完后面的一次课后就中止了辅导工作。我依依不舍地送她到图书室门外，她临上车时递给我一张名片，希望我抽空去她家坐坐。

当年十月中旬，我顺利地通过了入籍考试，第二天就去海伦老师家报喜并致谢。这时，她丈夫已到癌症晚期，由一位家庭服务人员全天候照顾。海伦老师又憔悴了许多，不过还是打起精神向我询问英语补习班的情况。我临走时她送了我一本很厚的书，书名为《长征路上的女人们》，是她采访过二十二位两万五千里长征女幸存者后撰写的。书中详尽而客观地描述了在那个举世瞩目的历史事件中，一大群不同凡俗的年轻女子的理想与抱负，经历与磨难，婚姻与爱情，离合与悲欢。正是通过这本书我才得知海伦老师原来是美国一所知名高等学府东亚历史研究所的研究员，著述颇丰。一个学术地位如此之高的老人，对我们几个小学水平学生的英语补习也那么尽心尽力，实在可敬可佩！

芳 邻

我是2003年在A市的英语补习班认识谭医生的。在班上，我们交谈的机会不多，只记得她经常告诉我们当天的气温变化，让我们注意增减衣服。没多久我因为找到一个引导小学生过街的工作而辍了学，就没有再见到她。没料到两年后我和我太太一起住进莱顿园老年公寓，竟成了她同一层楼的近邻，并逐渐了解到她原来是一个将高尚的医德完全融入日常生活，处处为别人着想的大好人。

对待儿孙，她是个慈爱的长者。她的女婿不幸英年早逝，女儿带着两个孩子生活得很清苦。她每周两次左提右挎地带着大包小包食物去女儿家，帮他们做饭，收拾房间，忙完了再回家吃饭，风雨无阻。她自己每月只有800多美元的社会补助金，除了交付200多美元的房租外，她很少动用，省吃俭用的目的是要攒下钱来给外孙们买部小轿车。她说，小家伙们过早地失去了父爱，太需要支持与帮助。

在公寓里，她是一位最热心最忘我的义工。她每天下午进晚餐时，都要去给一位饮食不能自理的残疾老人喂饭。老人控制不住嘴里的汤汤水水，常常洒得身上地上到处脏兮兮，她就耐心地擦了喂，喂了擦，直到老人把饭吃完，比好些在职的医护人员还做得认真。住在公寓一楼的一位老太太过世了，为了让办公室少扣除一点住房折旧费，她花了整整一天的时间，将老太太厨房里的炉灶等设施擦洗一新，宛如从未用过。

她还为我做了一件令我铭感肺腑的事。那是我还在街上打工的时候，她注意到我只有雨衣没有雨裤，便用旧衣物帮我缝了一副好几层厚的绑腿，让我在上班下雨时把它绑在小腿上，以少受湿寒。这不是什么惊世骇俗的壮举，但是当接到那绑腿时我的心都颤了。这个世界上，除了我的母亲，还没有第二个人关心我细致入微到她这种地步。实际上还没等我用上这副绑腿我就退休了，但是我一直珍将其藏着，它们永远是我心中的一份温暖。

十分不幸，谭医生2008年被查出患有胰腺癌，而且已经严重扩散。她很清楚，任何治疗都为时过晚，去日已无多了。可是她没有丝毫的消沉，依然坚持公寓里华人联络组联络员的职守，有说有笑地为大家服务，硬是到了实在无法坚持日常起居，才无可奈何地躺下来，等待自己人生旅程的终结。即使是在这种情况下，她也还在担心自己的病情会给别人增添麻烦。为此，她谢绝了一切登门探访和电话问候，忍着癌症末期带来的巨大痛楚，静静地躺了三个来月，没有向家人提出任何要求。有一天晚上，她终于意识到自己再也撑不下去了，便把跟自己风雨同舟甘苦共尝一辈子的丈夫叫到自己的临终病床上，然后紧紧地偎依在丈夫怀里，安详地离开了人世。

谭医生生前将自己余年的全部爱心都无声无息地奉献给了周围的人们，然后悄悄地走了。莱顿园的居民因为失去了这样一位暖如春风的芳邻而深感悲痛。他们把她的一张端庄而又神采弈弈的照片放得很大，立在门厅里的红木桌上供人瞻仰缅怀。如今几年过去了，她的家人已将那张照片迎回家供奉起来，可是每当我从那张桌前走过时，谭医生亲切的笑容与感人的懿范还会鲜明地浮现在我的眼前，令我肃然起敬。

耄耋种菜人

　　她的名字很美，叫上官秀雅，人也热情开朗，颇具亲和力。许是投缘，我们搬进老年公寓成为她的邻居不久，她就跟我太太一见如故成了十分要好的朋友，经常打电话约我太太去她那里拿些自种的青菜回来尝鲜。可是有很长一段时间，我虽与她也偶然相遇，却从未交谈，所以始终没弄清楚正是她常让我不劳而获地吃到新鲜蔬菜。因为这，我与她还闹过一场笑话。一天下午，门铃响了，我把门打开，只见一位面善却不知姓名的老大姐递过一个鼓鼓的塑料袋，老熟人似的说：“刚摘下的，我都洗过了，赶紧吃，不然容易烂掉！”我不觉一愣，一脸疑惑地说：“真对不起，我还不认识您，您贵姓？”老大姐爽朗地笑了：“哈哈，你吃了我两年多的菜还不认识我，该不该打？”她的话让我不好意思得无地自容，只好连连道歉。从此，她打电话到我家，我一问“您哪位”，她就笑着说：“我是你不认识的人。”

　　上官大姐种菜已有十多年了。她的菜地约有50平方米大小，是从社区服务部门租来的，位于市图书馆附近的一个比足球场还大的公共菜园里。随着地皮越来越贵，菜地的租金与年俱长，已从当初的每年三四十美元涨到了现今的二百三十多美元。不过老大姐毫无洗手退租的意向。她说：“这么多年来，这块地跟我相依为命，甘苦共尝，我付与它汗水和辛劳，它回报我丰盛的收成，我提升了它存在的价值，它充实了我的晚年生活。我们谁也离不开谁！"

确实，十几度春去秋来，上官大姐对她的菜地全身心地投入。每年，她有近一半的时间风里来雨里去，在菜地里辛勤劳作，而且事事扎扎实实，有板有眼。她翻地深，除草勤，施肥科学，浇灌适时。她整枝，疏密有致，通风良好，光照充足，挂果多。她扎瓜果架，行列井然，高低适度。沉甸甸的果实压不垮，风吹雨打倒不了。蔬菜生长旺季，活路多，时间紧迫，她像个一辈子只务稼穑的老农，日出而作，日落而息，连午饭都是只是带点简单的便当在地头凑合。她最深切的体会是：跟土地打交道绝不可偷奸取巧耍花枪，你怠慢它一时，它耽误你一年。

功夫不负有心人。上官大姐胼手胝足的劳累换来的是一茬接一茬五颜六色的各种果菜。收获量太大，她根本吃不完，大部分都送给了邻里朋友。最近她特地送给我家一个很罕见的新品种绿皮瓜，西瓜般的圆乎乎，皮上满是密集的大小环纹，俗称鱼翅瓜。我把它料理成清汤佐餐，果然酷似鱼翅汤，鲜美至极。老大姐说她就喜欢大家分享她的劳动成果，看别人吃她种的菜津津有味，比自己吃还开心。

比较而言，上官大姐种菜最可喜的收获是她得到了健康。早年的她体质并不很好，可是十多年如一日地把体力劳动作为晚年生活的主要组成部分，让她腰不弯，背不驼，说话中气十足，走路步履稳健，毫无老迈之态。我一直以为她只大我两三岁，听说她两年前就已年届八旬，我又惊异，又羡慕，真想也去租块菜地来强筋壮骨。

帮人帮到底

阿芳助人为乐，在我们老年公寓是有口皆碑的。最近，我也求她帮我办过两件事，深感那些美好的口碑绝非虚妄之言。

第一件，斯丹福医院给了我一个预约，要我当月28日清晨七点半到红木城分院去做肺部CT扫描。时间早，路程远，子女不在身边，又不便劳烦有车的邻里一大早就爬起来开车送我，交通成了大问题，便去请曾到那分院看过病的阿芳指点。阿芳先宽慰我一番，然后把如何找车站，坐哪路公共巴士，下车后再怎么走向目的地，详详细细地告给了我。她叙述得有条有理，我心里立马有了明晰的行动指南，眉间的那点愁云也随之消散。可是阿芳还不放心，第二天上午又特地为我送来一张从电脑上复印下来的路线图和时间表，把公共巴士的路线，上下车的站名，前后步行的街道，以及行车与步行所需的时间都标示得一目了然，甚至还指明了最佳乘坐班次，让我既不迟到，又不必在候诊室久等。这图与表带给我的不光是交通信息，还有一股温暖的春风，我不禁想，阿芳果然古道热肠，难怪那么多人夸赞她。

第二件，不久后，我需要复印一份文件。想到阿芳能在电脑上打印出图表来，又那么乐于助人，便腆颜再次找她帮忙，希望她将我的原件放大至130%，最好能把上面的红色图案显示出来。阿芳脸上闪过一丝难色，但马上就微笑着说："我技术不高，试试看吧！"第二天下午，她拿着一张复印件到我家，很遗憾地告诉我，她用自己的电脑和打印机试了多次，只能放大，不能带彩，就到公寓办公室求援。不想那里的复印机也印不出红色。我接过复印件很不好意思地说："放大了就好，图案不红无关紧要，千万别再费心了。"可是两天后，阿芳又找我来了，兴冲冲地递给我一张尺寸和色彩都符合我的要求的复印件说："昨晚我又在电脑上摸索了老半天，总算有了好一点的结果。"看着她如释重负的笑脸，我心中油然升起一种满怀敬意的感动，一时竟不知说什么才好。那一刻，我觉得感谢二字未免浅薄与苍白。

我们老年公寓受惠于阿芳帮助的人远不止我一个。一位行动不大方便又患炎症的老大姐因服用同一抗生素太久，需一种代用药，托阿芳在采购食品时顺便从药品部捎回。阿芳去到那商场的售药窗口，发现所需代用药的规格很多，主要成分的含量各不相同，便打电话给老大姐细说端详，请她定夺。得到回复后刚刚买完，阿芳突然想起，自己天天都在饮用的酸奶刚好富含那代用药的主要成分，赶紧又用手机把各种酸奶的成分说明拍摄下来，并在回公寓后立即把它们输入老大姐的电脑，说："如果其中哪一种能顶替你要的代用药那就太好了，你既不需再吃药，我又可以捎带着帮你买回。"阿芳办事如此细心周到，老大姐喜出望外，连连称谢。

阿芳帮助人，不是点到为止，更不是虚与应付，而是用最大的努力以求尽善尽美。她给与人们的不光是排忧解难，还有更为令人感佩的为人之道。

情同手足

2012年年底，太太和我相继被诊断出患了肾癌和肺癌，且都需开刀切除。消息传开，满公寓的华人邻里无不深感震惊，一一伸出援手，尽力给我们以帮助和鼓励。感人的事例不胜枚举，其中，一位叫瑞琴的老大姐表现得情同手足，尤其让我刻骨铭心。

瑞琴大姐是我太太十年前补习英语时的同班同学，两人关系甚是密切。作为当时的校友，我还曾欣赏过老大姐在他们班的一次茶话会上演唱的越剧片段《天上掉下个林妹妹》。让人高兴的是，没过几年，我们又先后住进了同一个老年公寓，从同窗变为近邻，进而还成了公寓华人合唱团的团友。

瑞琴大姐待人极为和善热情。她做得一手好菜，经常送些给我们分享，有时还特意把我太太请到她家一起共享。次数多了，我很不好意思，向她致以谢忱，她爽朗地笑着说："你不知道，饭菜再好，一个人吃也不香；有她跟我一起吃，边吃边聊，我的食欲就大增！"

太太和我动过大手术后，瑞琴大姐对我们更是关怀备至，又是送钱，又是为我们做有助于进补的吃食，比照料自己的亲弟妹还尽心竭力。她很清楚，肺癌在大多数国家都是死亡率最高的恶疾，所以对我术后的健康状况深表关切。我出院的第二天，她就登门探望，此后每隔三五天还要打电话探问一番。这样的电话持续了约半年之久。我意识到老大姐是唯恐我身上再出现什么不祥之兆，所以每次从医院得到了好消息后，我就会在第一时间告诉她。

瑞琴大姐的关心与照顾让我感动，还因为她的细致入微。一次，合唱团例行练习结束，我留下跟大家一起将重组过的桌椅还原。她怕我刚切了两叶肺身体虚弱，连忙跑过来接过我手中的一把椅子说："你赶紧回家休息，看到你干活，我们反而心有不安！"今年春节前两天，她又打电话把我太太叫到她那里，给她一大盒元宵，说："过几天我会忙一些，今天抽空给你们做一点，你们正月十五就有吃的了。"还细细教她如何保存。

最让我难忘的一件事发生在2013年公寓举办的中秋晚会上。那时，我身体已基本恢复过来。为答谢邻里朋友对我和我太太的关爱，我满怀激情地唱了一曲《草原上升起不落的太阳》，还特意模仿名家，把最后的太阳二字骤然提高八度，以显示我的活力重生。不料正当别人热烈鼓掌表示祝贺的那一瞬，瑞琴大姐却大惊失色，带着一脸的焦虑连说："别唱了，快别唱了，别把肺憋坏了！"客观地说，老大姐的话并不科学，医生最喜欢做过肺切除手术的病人引吭高歌，以扩充残肺的肺泡，但是她的表现依然令我禁不住湿了眼眶，因为我母亲辞世后，这世上只有我的亲姐姐在看到我面临危急之时，才会有她刚才那种心惊胆颤的担忧。

瑞琴大姐以她的善良与真诚为我战胜病魔提供了强有力的精神支撑。可是她行事低调，不事张扬，就像诗圣杜甫赞颂的春雨，"润物细无声"，让我既感激又敬重。

小能人

外孙女英子自幼乖巧伶俐，曾有不少天真烂漫的举止让全家人捧腹。特别是她刚满一岁不久就表现出来的自主能干，让我们一回想起来就不胜惊喜。

她还很小的时候，我和老伴跟女儿一家住在湾区东边的利佛莫市。一个很热的中午，老伴做菜时发现新买的大白萝卜脆生生水灵灵很好吃，便切了一小块给英子。这时英子才一岁零三个月，还不怎么会说话，只穿着一件小裤衩满地跑，接过姥姥给的萝卜塞到嘴里后，本想摸进客厅去玩，听到姥姥一声"还要吗"，赶紧转身连蹦带跳地跑回姥姥身边，挺着小肚肚，扬着小脑袋，模仿着姥姥的问话说："还要！"而且吃完"还要"，吃完"还要"，接连"还要"了五六回。姥姥怕她吃得太多不想吃饭，便不再应她了。谁料不一会儿，她又毫不气馁地搬过一把小椅子靠在姥姥腿边，再站上去，拽着姥姥的衣襟继续说："还要！"姥姥被小家伙的精灵可爱逗乐了，笑得合不拢嘴，只好又给她切了一小块，再又亲又哄地把她抱到客厅去了。

英子从小活泼好动，刚学会走路不久就开始爬沙发，先爬到沙发座垫上左翻右滚，几天后又试着在沙发扶手上站立，一岁半时，她已能很熟练地爬到沙发靠背顶部趴着假装睡觉。如果没人理她，她会大声叫道："快看我！"然后发出一串童稚的嬉笑。

似乎是每天无数次的爬沙发无形中强化了小丫头的独立自主意识。只要是她觉得自己能做的事，决不劳他人帮忙。有一次全家外出，她抢着自己往车上爬，她爸爸怕她太小力不从心，便双手掐腰，一把将她举进了车里。没想到她竟挣扎着大叫："No! No!"硬是一翻身从车上蹭回地面，重又自己爬上车去。爸爸第一次看到女儿如此要强，脸上堆满无可奈何的笑容，心中平添了不少对孩子未来的期许。

　　英子最精彩的一次表演发生在武昌火车站的候车室里。当时她刚满两岁不几天，跟着妈妈一起回国旅游。那天气温骤降，她妈妈要给她加一条长裤，她说什么也不要妈妈帮她穿，坚持全程自己动手。只见她先站着两手扯平裤腰，把裤腿抖直，再双臂往前一甩，把裤子平平的摊在地上，然后坐下来，把鞋子脱掉，将双脚伸进裤子里，同时一点一点往回拉裤管，直到双脚伸出裤脚，再站起身来把裤子提好。她的一连串动作干净利索，有条不紊，引来好几位旅客围观与称赞。一位老奶奶笑眯眯地操着四川口音说："这小娃儿本事大，将来肯定是个有出息的角色！"

　　单看"角色"二字，老奶奶的话还确有先见之明，英子8岁前后，因为舞跳得有模有样，真的连续两年被两家芭蕾舞团选进《胡桃夹子》剧组任角色参加公演，其中有一家还是蜚声海内外的旧金山芭蕾舞团。

辑三

梦回故园

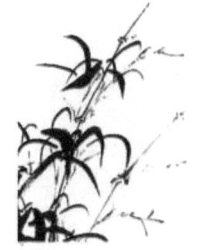

故园三棵树

2012年夏天，姐姐从中国来看我，我们一起度过的最愉快的时光不是去美东旅游，不是去大峡谷揽胜，也不是去拉斯维加斯小试财运，而是坐在我家玻璃拉门外的小院里，泡上一壶清茶，追怀那些充满稚气和童真的儿时旧事。

我十岁前，跟母亲和姐姐在农村老家生活。我家大门朝东，南墙外有一座近半亩大的园子。打我记事时起，园子的土砖围墙就已颓塌出几处豁口，外人可随意出入，远不如鲁迅先生笔下的百草园那么僻静有趣。不过在我们那个贫穷的小村子里，谁家有个空闲的园子，也就成了孩子们的乐园。

园子里有三棵树，一棵乌桕树，一棵李子树，一棵桑树。每棵树都牵连着一个难忘的小故事。

乌桕树长在园子的西南角，两人多高，每年都会结出许多种子。种子表面包着一层白色油脂，把它夹在劈开了几条缝的竹板缝口，用手使劲一挤，那种子就快速飞出去，可以打小虫子。有一天，姐姐为给我的竹板枪准备子弹，爬上乌桕树摘种子，被母亲发现了，气得她点着两只三寸金莲跑到园子里大叫："你要是掉下来摔死了，看我不打死你！"吃午饭的时候，我突然喷饭大笑。母亲莫名其妙，问我犯什么傻。我说："要是姐姐摔死了，你还要打死她，她得死两回。嘻嘻嘻……"母亲也禁不住笑了，说："你们把我气糊涂了。"

那棵李子树长得很高大，位于园子中心偏南处，每年结的李子又多又大，许是没用过化肥，果香似比现在买到的要浓郁得多。树中间横出一根很粗壮的分枝，我们便在它上面拴两根绳，再在两绳下端拴一块木板，荡秋千。没想到村里的孩子都爱来玩，荡来荡去，把地下的须根全摇断了，第二年就再也没见它开花结实。这事，让我们可惜了好一阵子，现在提起来还懊悔得不行。

桑树是靠近西边的半截围墙长着的。记得正是人们培育稻秧秧苗的时节，我和姐姐为了预防别家孩子偷吃我们的桑葚，决定在树干上抹一层厚厚的污泥，我负责去秧田里抠泥，姐姐就站在墙头往树干上抹。姐弟俩正忙得不亦乐乎，不知不觉秧田里的一只蚂蟥爬上我生疖疮久治未愈的右腿，在腿肚子上饱餐了一顿，等我发现时它已胀得圆鼓鼓的。那时我才四岁多，吓得大哭。没想到几天后，我的疖疮竟奇迹般地根除了。当时只知庆幸因祸得福，长大后才知道，蚂蟥在吸血时会分泌一种液体到人的皮肤里，既起麻醉作用，又不让血液凝固，还能杀死某些病毒。不过我至今也猜不透小小的蠕虫，怎么就掌握了那么先进的觅食高招。

这些事都已过去近七十年，园子也因无人打理一直荒废着。我问姐姐近几年是否回过老家，姐姐说回过，村里变化很大，几乎家家都盖了楼房，倒显得我们的旧园子一如前朝遗址。我说："遗址有遗址的作用，我们不卖，抽时间回去清理一下，留着它寄托后辈儿孙对先祖的缅怀。"姐姐欣然同意。

四婆为我讨公道

我家里一直珍藏着一只白底子黑花的绒布玩具狗，它是我不远万里从中国带到美国来的。我舍不得丢弃它，因为它不单可爱，还帮我们保存了一段珍贵的回忆。

那是1990年初，我在一家中港合资公司供职。这公司坐落在远郊区的一条公路旁。为了上下班方便，我和太太就近在一个村子的西头租了一户农家院子居住。院主叫四婆，一家人都搬到城里去了，只由她十天半月回来看看。

住了不久，邻居送了我一只白底子黑花的小狗。那狗灵动活泼，煞是可爱，不到十天就跟我相处得十分亲密。我上班，它会随行送我，直到我示意它回家。我回家，一进院它就会在我面前左蹦右跳，还故意蹭着我的双腿围着我转圈，亲热得不忍离去。

小狗跟我们一起生活了将近一年，已长得比我的膝盖还高，不幸发生了意外。那天早晨，它在送我的回家路上被汽车撞成重伤，并且很快被我同村东头的村民拖走整死吃了。我很伤心，可是奈何不得地头蛇，憋一肚子气也只能吞声作罢。

两天后四婆回来了。见了我就问为什么不见黑花狗。我说了实情。笑口常开的她顿时气得嘴唇打颤，说："你别急，我来为你们讨公道！"原来四婆在村里辈分最高，又是多子多孙的大户之主，村里的后辈们谁都得敬让她几分，所以她说的话掷地有声。

当天午饭后，四婆就跑到村东头找了把高椅子坐下，老太君似的开始了声讨："东头的小子们，谁吃了我家房客的狗肉，给我站出来，今天你不说出个子丑寅卯，我跟你没完！"东头的小子们见势头不妙，没人敢应声。四婆继续说："我的房客是外乡人，人家住这儿也是为了混碗饭吃，你们就抱着门框子欺负人家，你们说，这做的是人事吗？"几乎全东头的人都噤若寒蝉，谁还敢说话。四婆更提高了嗓门说："人家两口子都当过大学的教书先生，对人不晓得多客气，住在我家，比我自己还爱惜房子。你们倒好，把人家受伤的狗抢来呛死吃了，叫我这老脸往哪儿搁？"四婆越说越气，终于爆发了："你们这些混账东西，邪得没了政府。我明天就回城里，叫你们二叔来教你们怎么做人！"有个小伙子听到这话，腿都吓软了，赶紧蹑手蹑脚走过来涎着脸对四婆说："四婆，您就别惊动我二叔了，我拿十块钱给您的房客赔不是，行不行？"四婆圆眼一瞪："你打发叫化子？"小伙子又赶紧赔笑脸："二十，二十块总行了吧！"

　　那天向晚时分，我下班回到家里。四婆笑眯眯地对我说："我下午去东头把臭东西们连骂带吓地教训了一顿。这是他们赔你的二十块钱，你拿着吧。"我说："我非常感激你的热心快肠，但这钱我不能收，这狗本来就是村邻送给我的。"两人推让了很久，四婆只好把钱收回。又过了三四天，四婆特地从城里买回一只很精美又跟我养过的那只狗极为相像的白底子黑花玩具狗送给我，就是本文开头提到的那只。四婆的淳朴耿直撼动了我，为我的那段农家院生活留下了十分美好的记忆。

家乡的石桥

我的童年，是在湖北黄陂西部一个不到一百户人家的村子里度过的，那里是我的家乡。

村西，有一条终年不枯的无名小河自北岗而来，在村西南角急转向东，然后在不远处复又扭身向南而去。小河上有两座石桥。村西中部的一座高约四米，宽能走马，颇有气势，人们叫它大桥。村南河身南扭处的一座高出水面仅十几公分，条石桥面窄得只能容一人通过的，是为小桥。

大桥下的河床较宽，布满细沙，还有一些石头露出水面。河水清澈见底，游鱼可数。常有小媳妇大姑娘来这里绾起裤腿站在水中洗头或洗衣服，谈笑声捣衣声总会为恬静的村庄平添不少生气与乐趣。

这座桥规模较大，是因为河西有我们村的很多田地。每到农忙季节，人、牛、铁箍木轮车及各式农具都得从这里通过。年深月久了，桥面上已留下明显的辙痕。最让我难忘的是，有一天我站在河岸上，远远看着我母亲挑着满满两桶粪水走过石桥，去为自家的菜地施肥。她那时正怀着我那个刚出生不久就夭折的弟弟，步履相当艰难。至今，这情景还常勾起我对母亲一辈子辛酸的回忆，令我暗自伤心。

在这座桥上，我还曾看到很有意思的另一幕：一支从河西来的迎亲队伍，抬着新郎，带着礼品，吹吹打打地从大桥上通过。新郎坐的八抬大轿轿门敞开着，只见他头戴宽边礼帽，身穿缎面长袍马褂，胸前还扎着一朵大大的红花，一上桥便拱手抱拳，恭敬如仪，直到走出我们村东口才放下手来。一天，母亲一边纺线一边告诉我，这是因为我们村尚武成风，男人们大都有几年使枪弄棒的习武经历，方圆几十里范围内没谁敢怠慢。还说这是我爷爷打出的威风。原来，我爷爷在世时身手不凡，在村里当过多年武功教头，还曾在与邻村的械斗中带领弟子们把对方的几个肇事泼皮打得跪地求饶。

村南的小桥处河水较深，离村口又近，是我和小伙伴们戏水的好去处。那时我们都只有四五岁，并不会游泳，只是扶着石垒的桥墩漂在水里取乐。不料有一次我双手扶到了石墩长满青苔的部位，滑溜溜的，一下子就脱手溺入了水中。就在我要被水冲走的一刹那，正在桥边洗衣服的大妈眼疾手快，一把抓住了我挣扎出水面的小手，把我救上了岸。我吓得直哭，大妈还把我抱在怀里哄了好半天。

大妈，按外界惯用的称呼，是我的本家婶母，生有五个儿子，个个都长大成人。除了老四（我叫他四哥）为陪伴双亲留守故土外，其他几个都在解放初期就外出到黄石港做工，并且落地生了根。四哥大我五岁，是本家兄弟姊妹中最挂记我的一位。那年我回老家去看望阔别十多年的他，在他家堂屋的供桌上看到大妈的遗像，骤然想起近七十年前老人家的救命之恩，不禁百感交集。我与四哥一番久别重逢的倾谈后，专程买了香纸蜡烛和一卷长长的鞭炮，到族中先辈的坟前一一祭拜。我扶着大妈的墓碑想，如果她老人家知道我现在在美国无忧无虑地安度晚年，定会含笑九泉。

我读私塾

大约是六岁左右，我进了本村黄先生办的私塾，开始接受启蒙教育。

那时的私塾，不分科目，不分年级，也不分班，所有的学生都集中在一间大屋子里，坐在自带的课桌前读书写字。黄先生的教学方法很简单：在你自选的课本上用红笔圈上几句课文，摇头晃脑地教你念几遍，你就拿起课本回到自己的座位上反复朗读背诵那几句。背会了，再去背给他听。他不满意，会板着脸说："欲速则不达。下去背熟了再来！"他若满意了，就继续往下圈几句，照旧教你念几遍，让你回去背。如此循环往复，直到把一本书读完。写字则是要求你先在一方引本（即范本）上蒙一张薄薄的白纸，再拿毛笔顺着引本透上来的笔划填写。写完两三张就拿去请他审阅。他会在写得较好的字上画上红圈。待你写到有了一定的控笔能力，就可以扔开引本临帖了。临出的字，当然仍要请他审阅。

不论是教读还是教写，黄先生极少讲解，我因此常为好些疑团困惑。有一次我壮着胆子一连向他提了好几个问题，他许是觉得我小小的年纪，脑瓜子还满复杂，像是发现了个得意门生似的对我说："用心地读，认真地写，久而久之，你自会悟出各种道理来。自己悟出的道理，能在心里扎根，终身受用，比我讲你听好很多。记住先生的话！"说完，还亲切地摸了摸我的小脑袋。

我读私塾时，家境相当贫寒，所以不得不尽力节省。记得我在一年多里读了三本书：《学而》《先进》和《孟子》，后两本都是本家堂兄读过后借给我的。练字就更有奇招，把一块青砖的表面磨光，再用毛笔蘸着清水在上面书写，字迹清晰可见，但几秒钟后就湮没了，又可重写，既省纸又省墨。这点经历，让我对古人囊萤映雪负薪挂角勤奋读书的故事深信不疑。

私塾的传统是先生可以打学生，甚至是越能打的先生声望越高。黄先生不很厉害，但也有发威的时候。记得有一次，不知是哪几个同学在放农忙假时跟邻村的孩子打了一场群架，黄先生觉得有辱他的师名，可又查不清具体人头，气得他开学后罚我们每人三板子。我那时入学不到半年，年纪小，很驯善，读书又专心，还从没挨过先生的打。这一回遭池鱼之殃，也未能幸免。不过黄先生偏心于我，戒尺高高举起，却又轻轻落下，一点都不疼。

读了近两年私塾后我就转入了一所由庙堂改建的小学。三十多年后我回乡探亲，最先拜访的就是黄先生。他得知我正在一所大学执教，脱口就说："好，冰成于水寒于水，青出于蓝胜于蓝！"高兴得门牙缺口都露出来了。

又过了三十多年，我从美国返回老家，第一想拜见的仍是黄先生。遗憾的是老人已高龄作古。黄先生的逝去令我十分悲痛。是他最先教我要用自己的思考去领悟大千世界。是他那轻轻的三板子给了我爱心永存的鼓舞和鞭策，是他用宽厚的肩膀挺起我，开始了向知识高峰攀登的第一段人生旅程。

盛夏忆"火炉"

　　武汉市滨水而立，又靠近一马平川的江汉平原，可是每年盛夏都又热又闷，让人苦不堪言，与南京和重庆并称为长江上的三大"火炉"。我从1950年开始在武汉念小学直至高中毕业，共九度春秋，印象最深的也正是它被喻为火炉的名副其实。

　　或言冷热，气温是硬指标。武汉入夏后热到摄氏三十多度是常事。天气太热，容易引起中暑，政府便规定：天气预报气温超过摄氏35度时，午休可延至三点再上班；若超过摄氏四十度，整个下午就可不工作了。气象由天不由人，预报难免失准。有时烈日炎炎似火烧，又纹风不动，人们待在哪里都会汗流浃背，可是广播里还是说不到四十度，屡屡惹得急脾气们出言不逊，怒斥气象台缺德。

　　上世纪五十年代，塑料拖鞋面世，时髦且便宜。但是在武汉夏天的大中午，穿它是上不了街的，水泥路面的高温能将鞋底烙软，把脚烫红。所以，武汉人夏天还是只能穿耐温隔热的旧式拖鞋。那种拖鞋制作十分简单，在鞋底状的木板上钉上一道帆布横梁即成。到处堆着卖。不过这也并非万全之策。有回，我满不在乎地趿着一双木板拖鞋过马路，不料那路面的沥青已被骄阳烤融，一脚下去，鞋板竟陷入沥青拔不出来。我赶紧后退，两脚又踩到人行道的水泥板上，顿时烫出两个燎泡，惨呆了！

白天里热得人心烦，余热蒸腾的夜晚也让屋窄房浅的市井小民难以安神。那年头，普通家庭连把电扇都买不起，更别说其他什么先进的消暑设备。于是，一待日落，人们就忙着在门口洒水散热，不到天黑，一家家又把竹床搬到屋外准备过夜。尽管如此，那热哄哄的气团好像总也流散不尽，午夜十二点之前大人们是很难酣然入梦的，非得到转钟一两点，困倦至极的人们才一一躺了下来。此时，大街小巷睡的全是人，且男女老少长幼尊卑全无避讳。地方民俗管这叫"暑天无君子"。说来有人不信，我在武汉待了九年，从未发现有"邻家女昨夜遭非礼"之类的传闻飞短流长。应该说，作为九省通衢的大武汉，那时的民风还是蛮淳朴的。

　　除了露宿街头，武汉人还有另一个对付热夜的办法——睡晒台。晒台，是楼房顶上晾晒衣物的附属结构，很像是将一张巨型木桌扣在屋脊上，再在桌面周围加上护栏。在晒台上睡觉，凉得快，没蚊虫，毕竟也睡得安心一些，所以建晒台之风曾盛极一时。白天登台四望，高高低低的晒台一直延至天际，是一道很奇妙的风景。

　　来美国后，定居在四季如春的湾区中半岛。每到夏天，清凉之余常会忆起昔日的"火炉"而心生感慨。打电话给武汉的亲友探问天气状况，都说："没以前那么热了，回来住几天吧！"我估摸，不是"火炉"降了温，是家家都用上了空调，不再受燠热的煎熬。

可怜慈母养我心

我爷爷、我父亲和我，都曾有过兄弟。不幸，那些兄弟不是病逝无后就是早早夭折，挨到我，已是三代单传的独苗。

这在七十多年前的中国乡间，是件很让人揪心的事，一旦独苗不保，一门香火也就断了，那可是不堪设想的千古遗恨。所以我的父母，特别是我的母亲，便为抚养我长大成人倾注了她后半生的全部心血，并为此采取了好些特别措施。

母亲为我做的第一件事是请拉着二胡走村串户的瞎子先生给我算命。算了不知多少次。也巧，那些算命先生众口一辞认定我五行缺水，要慎防不测。母亲忧心忡忡地问其中的一位："有没有应对的办法呢？"那先生翻了翻瞎眼，略作思考后压低嗓子说："少不得要破点财。这样，你拿出十个铜板，我给你儿子改个好名字，他就无病无灾了。"母亲重负顿失，痛痛快快用十个铜板换来了我这千秋万代都不会闹水荒的名字。

水是不缺了。这命是否真能保住呢？改名不久，我母亲又提心吊胆地嘀咕起来。她还终于想出了两个办法来化解这一疑虑。首先，在我头顶留根辫子，把我当成女孩子来养。她听人说过，女孩子命贱，阎王爷都不待搭理。然后，再为我套上一个银项圈。我老家的方言管银项圈叫"狗框"。也就是说，母亲把我贱成女孩还嫌不够彻底，遂进一步把我贱成狗。

　　护子心切的母亲做到这一步还觉得不保险，又使出了更加有力的一招，把我许给一个经常到我们村讨饭的老太婆做干儿子。那孤苦的老人总有六十多岁，灰白的头发散乱不堪，又黑又脏的脸上布满皱纹，穿一身补丁摞补丁的粗布衣裤，一手挽着破竹篮，一手提着打狗棍。最让我害怕的是，她的鼻梁异常扁平，几乎只看得出两个鼻孔。老人每到我家门口，总要坐下来歇歇脚，看看我。我母亲也就赶紧抱出我，要我喊她干妈。她也咧着没牙的嘴，要把她讨来的饭分给我吃。这时候，我真是吓得三魂丢了两魄，直往我母亲的怀里钻。现在推想，母亲当时一定是以为我那干妈越穷越丑我就越好养，根本没想过我一见她就会惊恐万状。

　　如今，干妈的白骨已不知抛向何方，我父母也于多年前相继谢世，我十岁时从头上剃下来的那根辫子，从脖子上取下来的那个银项圈，也都在坎坷的人生旅途丢失，只有母亲毫不痛心花钱给我买的名字"海生"伴随我至今。有位朋友在报上读过我的文章后，问我何以不取一个高古一点的笔名。我告诉他，我署名"海生"发表文章，是对母亲养育之恩的一种缅怀。

我与江汉关

江汉关是武汉海关的办公大楼，位于汉口江汉路与沿江大道的交汇处，正面和左右两侧都俯视繁华的大街，卓然挺立于长江岸边，占尽三镇风光。该楼落成于一九二四年元月，主楼和顶上的塔楼都是四层，占地近一千五百平米，高达四十六点三公尺，外墙由花岗岩巨石垒砌，整体为钢筋混凝土结构，临街三面各有一排直径一点五米，高约十米的科林斯式石雕廊柱，兼得希腊古典神韵与欧洲文艺复兴风范，不论是远观还是近瞻，都显得既雄伟又典雅。在半个多世纪的时光里，它一直是大武汉的不二地标。二〇〇一年六月，还因其在中国近现代史中的特殊地位和建筑美学上的卓越成就而被列为全国重点保护单位。

我对这座大楼比较了解而且亲近，是因为早年我家就在它附近，沿街巷曲里拐弯地走过去，大约也不会超过十分钟。

不过我跟它的第一次接触并非走近它，而是听到它的声音。那是我满十岁不久从乡下老家进城念书的第一天，突然一阵清晰的钟声让我为之一震。家里人告诉我，那是江汉关钟楼上传来的报时钟声，每小时响四次，一刻钟时响四个音符，半点钟时响八个音符，四十五分时响十二个音符，整点时先响十六个音符，然后再响出钟点数。那钟声嘹亮且雄浑，穿透力很强，夜静时分，武汉三镇都能听见。念高中

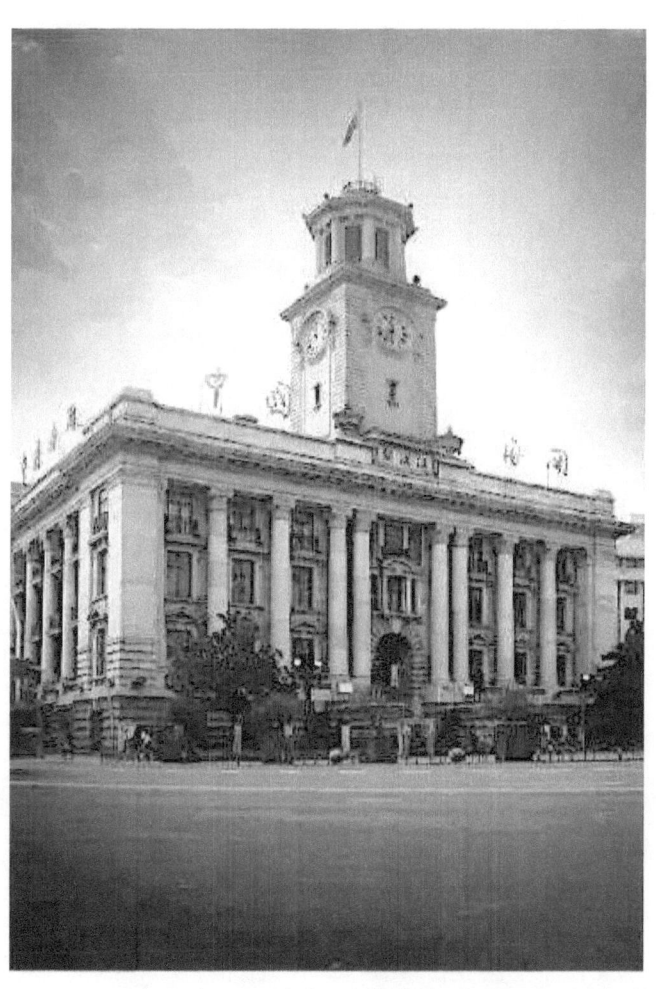

江汉关——寄托了我童年的梦

时，我从一份杂志上得知它非同凡响，叫《威斯敏斯特序曲》，源自大英帝国鼎盛时期的伦敦。

我跟江汉关的第一次见面，也不是在它跟前，而是在我家屋顶的晒台上。依目测，直线距离也就是四百来米，所以钟楼上直径三米多的大钟钟面，一米多长的指针以及建筑体上的种种精美石雕都历历在目。然而最引我入胜的还是按"刻"而来的《威斯敏斯特序曲》，和着大江的涛声鸣奏，伴着蓝天的白云飘荡，那么奇妙，那么优美，一听到它，我就好像进入了一个迷人的童话世界。

我住近江汉关历三年之久，当然常有机会以零距离接触它，但往往是匆匆而过，偶尔驻足也未必为之凝神。只有一个暑假里的下午，我跟一伙小朋友到它右前方不远处一片宽阔的江滩上踢小皮球，踢累了，坐在沿江大道的江堤上休息，不觉细细端详起那座平日里熟视无睹的庞大建筑来。当我看着那道高踞于二十八级台阶之上的拱形大门时，傻乎乎地想，进这里面办事的人肯定都是些跟洋人做买卖的富豪，如果我长大了也能从这门里进进出出，那该多神气！想着想着，竟发起呆来，踢球的小伙伴们都各自回家了，我还毫无察觉。

事有奇巧，整整四十年后，我误打误撞当上了一家中外合资企业的副总经理，常要负责处理一些海外业务。一天，我应公司报关员的请求同她一起驱车去武汉海关办理通关手续，还真的登上二十八级台阶，进了那道神往久矣的拱形大门，让衣冠严整的海关人员面带微笑地为我服了一回务。只不过我并非富豪，那段时间我的月薪仅人民币元600元，连抽烟都只敢买档次最低的！

令人心悸的童年

1949年底，我离开了留守农村的生母，到住在武汉的小妈膝下念书。那时，我刚满十岁。

小妈是我父亲的第二个妻子，比我生母小十五岁，又在长江一带待过好些年，是个见过世面爱赶潮流的女人。她没有生育能力，对我虽没做到"视为己出"，却也未至虐待。后来她发现我的学习成绩屡登全班榜首，更是逢人就说："这是我儿子，聪明得很，在班里总考第一！"骄傲之情溢于言表。

或许是因为小妈不是亲妈，我在她跟前事事谨小慎微，从不敢放纵撒娇，使我不但学习成绩拔尖，待人接物也小大人似的很是得体有分寸，经常得到邻里长辈的夸奖。没想到，我的这一近乎超常的表现竟被我这位大胆的小妈用来帮她做了两档子触犯法纪的事，险些成了她的"陪斩"。

有一天，她带我到一栋很雅致的民居二楼去看一对年轻夫妇。寒暄几句过后，照例把我夸了一通，然后压低嗓门神秘兮兮地说："孩子虽然只有十岁，但是办事机灵稳妥，我很放心。"原来，这是一次引荐会面。那夫妇俩是以卖中草药为名做金银珠宝生意的暗商，我小妈是他们的一个客户兼中介人，把我介绍给他们，是让他们先认识一下我这个即将上任的小"交通"。我的任务是将小妈藏在我身上的"细软"带到这夫妻店来，换成人民币再带回去。

其实，我的小妈并没有多少拿得出手的货色，我好几次都是在为一位邻居伯母服务。这伯母的丈夫曾在一家轮船公司任船长多年，积蓄可观，不幸五十多岁就因脑溢血撒手人寰，留下孤儿寡母只能靠兑换金银首饰度日，所以常常恳求我小妈帮忙。小小的我参与其事，并无多少犯罪感，倒是因为那不幸的孤儿是我的同龄玩伴，而心怀些许朦朦胧胧的哥们儿义气。

又一天，是个冬日，小妈让我穿一件长棉袍去见另一位秦先生。秦先生住的巷子很深，房子昏暗，我已记不起房间里的摆设。但他本人留给我的印象很深：将近六十岁，高个子，长得肥头大耳，胡子拉碴的脸好像有点浮肿，颇类电影里的反派人物。他们简单交谈了几句后，小妈让他将一长块洗衣皂大小的大烟土绑在我的腰间，然后牵着我的手匆匆离去。那气氛，真让我有些惶惶不安。

没几个月，铤而走险的小妈终于东窗事发，被派出所拘留起来。不过，这类犯罪无关颠覆解放后刚建立的新政权，她的坦白交待也彻底，经十多天的守法教育后就被宽大处理，释放回家了

作为一个只有十岁的小学生，我在上述事件中当然不可能承担任何责任，它也没对我后来的生活造成什么影响，但是时至今日，我已是"此身行作异乡土"的人了，回顾起那段历程来仍心有余悸。倘若我的小妈侥幸几年无事，我的人生道路会通向何方，真是不堪设想！

沧桑之变

我曾在湖北鄂州市的一个建材设计研究院工作过整整十年。这个研究院是改革开放初出现于荆楚大地的一个大型民营企业。因率先采用了一些先进的管理办法，业绩骄人，被省政府树为民企标杆。老板曾连任四届全国政协委员，至为风光。

研究院坐落于该市最西端的长江之滨。我住在院宿舍大楼的四层。临窗远眺，越过沿江大堤和烟波浩渺的江面，正好能看到屹立在北岸的黄州东坡赤壁。每当此际，我脑海里就会浮现出"乱石穿空，惊涛拍岸，卷起千堆雪"的壮丽景色。可惜，这出自近千年前苏大学士笔端的壮丽景色已不复存在了，如今的赤壁之下，一溜儿绿荫如盖的林带已将这里的主航道往南推到了离我的立脚点不足一千米的地方。夏日的夜晚，在宿舍楼顶乘凉，总能看到江上一艘艘轮船就在不远处陆续驶过，船上高高的桅灯就好像要碰到堤外防浪林的树梢。

一千年，在人类历史长河中不过是一瞬，曾无数次激起文人墨客创作灵感的赤壁波涛，竟然变成了林深难寻路的大片陆地，当然不能不引发人们的沧桑之叹。不过有位就住在沿江大堤外一个小村的同事告诉我，这里最急剧的沧桑之变其实是在近几十年内发生的。二十来年前，江岸还在几里外的江面中线处，村民的大部分田地都在现在看到的江水之下。不知哪天，浪涛终于突破了久攻不下的一处障碍，将松软的岸缘冲出了一个凹面。按流体力学规律，凹面底部受的冲刷力最大，所以凹面极容易向纵深扩展。就这样，不到一代人的工夫，江水就逼到了村口。现在，所有村民都在江堤内盖了新房，正在陆续迁移。听了他这番话我不禁想，若村子是建在一片孤立的石基上，江流肯定会绕到村南，形成新的河道，这村子可就真是三十年江南三十年江北了。

实际情况是，没过两年，那个村子就全部陷入水中。市政府为了确保沿江大堤的安全，用钢渣、石块和水泥，为日见垮塌的江岸筑起了一道坚不可摧的防水墙，并在上游不远处立起了一道两百来米长的导流坝斜着朝东北方向伸去，以引导水流去冲刷江心的泥砂，让近几十年的河床南移逆向重演。

这项工程很快奏效，不仅遏止了岸沿的崩塌，还形成了一个长长的滨江公园，供人们观景休闲。

我退休来美国后的第二年，研究院的老板患肠癌过世。这位湖北省民营企业的领军人物虽红极一时，却未能为他的身后做好准备，他一走，整个研究院就树倒猢狲散，很快便江山易主。

每次回国，我都要去鄂州旧地重游。站在新建的滨江公园，看着研究院早已物是人非的旧时楼宇，再放眼翻腾不息的滚滚大江，总会为大自然和人类社会的巨大变迁而感叹唏嘘！

新风二三事

今年过完中秋节不久，我时隔四年再次携老伴回国探亲访友，待了将近一个月。

老实说，出发前我一直忧心忡忡，总担心国内那些让不少国人看不下去又莫可奈何的不文明行为会突然撞到我们身上来。诸如走路不小心踩了别人的脚，被人勒索上百元的医疗费；该排队的地方没人排队，被人你推我挤弄得狼狈不堪；或是被强买强卖的无良商贩纠缠得脱不了身。值得庆幸的是，在匆匆忙忙的二十多天旅程中，我俩不但没有遇上什么横来的麻烦，好几件事还让我们如沐春风，浑身暖融融的。

第一件事发生在坐火车往返于北京与武汉之间的夜间旅途中。去武汉时，我和老伴都买到了软卧的下铺，但是不在同一房间。老伴为了便于两相照顾，便跟对面卧铺上的女乘客商量，想把我换到她的床位来。那女乘客笑眯眯的说声"没问题"，提起行囊就到隔壁房间找到我，痛痛快快地满足了我们的愿望。回北京时我们仍是买的软卧票，这回倒是在同一个房间，但她是下铺我是上铺。当我正往上铺爬时，躺在下铺的小伙子一骨碌翻身下床，扶住我的腰说："老大爷，您别上了，就睡我的下铺，我上去。"我正要婉拒，小伙子一只脚已登上紧靠门柱的踏板，再将双手分别按住相对两个上铺的床沿来个双臂屈伸，便轻轻巧巧地爬上了上铺。上铺的票价比下铺便宜几十元，我老伴赶紧掏出钱来要给他补偿，他贵贱不收。两次换铺都那么让人感动，我和老伴都一路睡得又甜又香。

第二件事发生在逗留武汉期间。一次，十妹带我们去超市购物，等车时，早年武汉公共汽车上的乱象反复在我脑海里浮现。特别是车进站后，上车的人为了抢座位，拼命往上涌，堵得到了站的乘客根本无法下车，有的甚至被拖过站，叫人不由得发怵。可是当我们要坐的车停过来时，人们都自觉地站在车门旁，等该下车的乘客下完后再从从容容地依次而上。我们三人上去后，车上已座无虚席，还有部分乘客站着。两个年轻人见头发花白的我和老伴站到跟前，赶紧让开座位，示意我们坐下，脸上还带着一抹很礼貌的微笑。那情景跟我在美国看到的没什么两样。

第三件事发生在我们从武汉返回北京的第二天。那天吃过早点后，我陪老伴到附近的农贸市场去买菜。我们遇上的那位卖菜大嫂见我们挑的菜已经不少，操着外地口音说："大爷大妈，你们别买得太多了，不然你们两老拿不动的。"称完菜打好一个大包后，她觉得不妥，重又把包打开，把它分装成两包，说："大爷大妈一人拎一包，轻松点儿。"说完，憨憨地一笑，显得格外亲切。

认真说来，这几件事都不是什么惊人的壮举，但是它们标志着一种新型人际关系已渐成风气。它让我看到那片古老的土地上不仅经济发展速度举世无匹，文明建设也出现了可喜的势头。我已不再把回国视为畏途。

丽江行

2007年春，我和老伴借着回昆明探亲的机会，顺便跟一个旅游团去了一趟向往已久的丽江。

丽江始建于宋末元初，是一座有八百多年历史的古城。虽屡经战乱和自然灾害的破坏，至今仍完好地保留着宋元以来形成的历史风貌，因而1997年底被联合国教科文组织列入《世界文化遗产名录》，也因此成了中国5A级旅游景区，声名远播。

我们的导游是一位白族小伙子，中等个儿，略显清瘦，但是热情忠厚。每到一个景点，他都会告诉大家说："请不要过于匆忙，以免丢失财物。我肯定不会扔下迟到的人不管。不过也请各位尽量按时上车，我们的行程安排得非常紧凑，如果等人太久，就不得不压缩游览点，这会给全车人都带来损失。"这话听起来比冷冰冰的"过时不候，责任自负"要温婉得多。尤其让全车游客满意的是，虽然也常去购物点停车，他却从不怂恿人们买东西。有一次落脚于一个比足球场还大的玉器商城，他甚至低声告诫我们："买玉器要看缘分，各位一定要慎重！"显然是在暗示大家，这里的玉器假货很多，不可轻易解囊。在常有人因游客不买黑心商品而动粗的导游队伍中，我们遇上了这么一位与人为善的年轻人，实在是很幸运。

如今的丽江古城，已扩展到了近四平方公里的规模。站在高处朝玉龙雪山方向远远望去，古色古香的土木民居顶着带有漂亮飞檐的黑瓦屋顶，依山就势而下，鳞次栉比，蔚为大观。它的源头与核心便是闻名遐迩的四方街。

　　这四方街其实是个占地约六亩的广场，全部以光洁的五色彩石铺地，晴不扬尘，雨不积水，早在茶马文化时期就是商贾云集的中心枢纽，现在就更是店铺环街林立，天天人流如织。有意思的是，在如此喧嚣繁华的旅游热点处，当地纳西族居民的日常生活似乎并没有受到什么影响，照样有老先生临街对弈，有老太太围坐做针线活，还个个谈笑风生。很多游人好奇地围观，他们依旧悠闲自在，怡然自得，就好像这一批批川流不息的外来客只不过是古城生活大舞台上起陪衬作用的一幅幅背景。

　　四方街的奇特景象，是历史和现代在玉龙雪山下玉泉河水边强势会合的产物，颇值得玩味，我和老伴都想照张相作为留念。无奈到处熙来攘往人头攒动，连个取景的地方都没有。也巧，就在我们为难之际，忽然发现人群中有一位长得很漂亮的美国姑娘正跟朋友闲聊，旅居美国十几年又多日不见洋面孔的我们，顿时竟产生了他乡遇故知的亲切感，决定让她跟我老伴一起留个影。姑娘真是善解人意，见我提着相机朝她走去，还没等我开口就明白了我的意图，马上走过来站在我老伴身边，展开如花的笑容，丝毫没有一丁点扭捏与迟疑。我很高兴，也十分麻利地按下了快门。相照得很棒，有古今穿越之妙，也含中西合璧之美，为我们的丽江行留下了一段美好的回忆。

井下历险

上个世纪六七十年代，我在山西大同矿务局从事教学工作。那正是强调教学与生产劳动相结合的热潮时期，我每年总得带学生到矿井下去进行几次采煤锻炼。

采煤的前沿作业区叫掌子面，天和地都是岩石，中间夹着约三米厚的煤层。开采之前，先由支柱工将一排排粗壮的松木柱子顶天立地地支撑在上下岩层之间，再在三十来米宽的煤层立面上均匀地打炮眼，装炸药，将两米来深的煤体炸开，然后以人工将炸散的煤块铲到预先设置的金属传送槽里，一程接一程地运出矿井。我和学生都没有支柱与爆破的技能，每次下井都是按着老工人的指点往传送槽里铲煤。

井下采煤是相当危险的工作，常受瓦斯爆炸和顶板散落（俗称落顶）的威胁。随着防爆技术的提高，大型煤矿瓦斯爆炸的风险到六七十年代已不很高，但是落顶的不测还是时有发生，而且极易造成人员伤亡。当时年产原煤三千万吨的大同矿务局每年因工死亡者约140人左右，绝大部分为落顶所致。而我就鬼使神差般地经历过一次落顶的噩梦。

那是一个准备为国庆献礼的高产日，我带着三十多号学生去井下补充人手。进入掌子面不久，我嫌卡在安全帽上的矿灯太沉，就学着有些矿工的做法，把它取下来，将它与腰间蓄电池相联的电缆绕在脖子上，任它坠在胸前来回摆动，反正灯光很强，怎么摆眼前都很亮，并不影响干活。我弯着腰铲了约半小时的煤，发现那矿灯越摆颈部越不舒服，便又直起腰来，打算作些调整，不料就在我的腰刚刚伸直的一刹那，一块三十多斤的残煤从顶板脱落，正正地砸在了我的安全帽上。亏得安全帽是通过一个稀稀拉拉的尼龙缓冲网扣在我头上的，树脂帽壳并不直接压着头皮，那缓冲网在煤块的猛击之下断了好几处，整个帽子沉下来，把我的眼睛全罩住了，我却毫发无伤。可是在我近旁铲煤的一个学生都吓傻了，愣了好一阵，见我安然无恙才大声说："邓老师，您要是晚一秒钟直起腰来，那煤块就肯定砸在您的脊梁骨上了，即使要不了命也至少是个高位截瘫，您这辈子就别想离开轮椅了！"听了学生的惊叹，我这才心惊胆战地后怕起来。

两个多月前回国探亲，秋高气爽，孩子们也正值长假，我乘兴到阔别了整三十年的大同矿务局探望了一回旧日的同事和学生。分别得太久了，欢聚时大家忆往事，叙别情，气氛热烈而又欢快。当年目睹我历险的那个学生十分感慨地对我说："邓老师，您是一点不假的大难不死必有后福，那年神奇的一秒之差，不仅让您躲过了伤残之灾，还让您有机会到美国安度晚年。好让人羡慕！"我笑着说道："我也知足。不过应该感谢主，这是他的安排。"我的话一完，满座都笑了。我知道，他们未必全都有与我相同的信仰，但是看得出来，他们是真的在为我的幸运高兴。

村东的水塘

　　我的老家在湖北一个水土条件还算不错的乡村。村西俯视一条弯弯的小河谷，村东有一方跟村子面积相若的水塘。水塘与村子紧相偎依，好些人家出大门只走十来步就到了水边，所以俗称门口塘。

　　门口塘再往东是满坡梯田。每逢下雨，梯田用不完的雨水就顺势流到塘里，所以塘面终年波光粼粼，从不见干涸。塘的南端有个两米来宽的石砌泄洪槽，雨水过多，塘水涨过一定限度时，就自动经此槽泄入从村西蜿蜒而来的小河里。水塘来龙在上，去脉在下，畅达无碍。老人们说，大几十年都没受过旱涝之苦。

　　门口塘的龙脉虽好，塘水却是除了每年的短短几次泄洪外，大部分时间都不流动，所以村民们并不拿它入厨，烧茶煮饭用水都到小河里去挑。好在这塘的面积较大，有一定的自净能力，又有近在咫尺之便，还是能派上一些用场。它靠村一边的中部水较深，有几处条石露出水面，供人洗衣服甚至洗菜；由此靠南几十米处坡度较缓，专门用来饮牛；最南接近泄洪槽的地方则是女人们涮马桶的所在。满十岁去武汉读书后，我一直不敢在人前提起家乡这种将洗菜和涮马桶混入一塘的做法，因其不堪细想，怕吃人耻笑。直到后来考入市郊的一所住宿学校念初中，常见一些菜农将装好的整担青菜放进一个有篮球场那么大，周边粪迹斑斑的水坑里，一直浸泡到次日清晨再挑到市场上去卖，我才知道许多城市居民其实比我的家乡父老生活得更加不堪细想，只不过是眼不见为净而已。

在门口塘放养鲢鱼，是比洗洗涮涮或饮牲畜有价值得多的传统经营，不但年年秋后都可无偿给每个村民分发三十多斤鲜鱼，还能为全村过大年举办的种种集体活动筹集经费。

而打鱼则是村里一年一度的盛事。二十多个壮小伙子分列水塘的东西两边，拽着一张幕帘般的巨型鱼网，喊着号子来回进行地毯式打捞。网宽略大于塘宽，很难有鱼漏网。当鱼网扫过约半个水塘时，被逼急了的鱼儿开始跃出水面凌空飞窜。随着鱼网再一步步推进，飞鱼越来越多，以至水面上空约两尺高的空间里，到处银光闪闪，十分壮观，引得围在塘边看热闹等丰收的人们连连发出声震村野的惊呼与欢笑。

我的童年就是在这门口塘边度过的。最让我难以忘怀的也是这水塘边的元宵节之夜。那是农历正月十五的晚上，孩子们吃完晚饭就陆续来到塘边，先将早已用彩纸折叠好的小莲花灯装进菜油，点燃灯芯，再置于水面，让它们慢慢四处漂散，然后再用长竹竿挑着各式灯笼，一盏跟一盏地沿着塘岸周游。烛光闪耀的灯笼宛如一串金灿灿的明珠绕着彩灯点点的水塘回环，颇有些霓虹灯循环跑动的意趣。

待到明月升空，清丽的月华与塘面五颜六色的莲花灯光交辉，天上的明月与水中的明月相映，那景致更是美得如梦如幻。

相比之下，我现居美国老年公寓附近的那条商业街，虽夜夜火树银花，处处流光溢彩，却少了我童年乡间元宵夜的那份古朴与神秘。

接　船

上世纪五十年代初，我父亲在安孚公司的安渝轮上任二副，常年往返于上海与重庆之间。我家住在武汉市的江汉关（后改名武汉关）附近。每当父亲的船在武汉停泊，我和妹妹总会到码头上去迎接他。

那时的通信手段远没有现在这般便捷，有关安渝轮的行踪我们只能通过公用电话向父亲的公司了解。而当时的公用电话是分设在各街道的某些店铺里的，打电话的任务就大都由我来完成。那会儿，我刚满十岁不久，还是个一脸稚气的孩子，可是打起电话来，口齿伶俐，又很有礼貌，公司接电话的人都为自家团队里的主力二副有这么个乖巧懂事的儿子而格外高兴，往往回答完我的问题后还要找些话来逗我跟他们多聊几句。我当然也意识到他们对我的喜爱，心里乐滋滋的。

我和妹妹喜欢接父亲的船，首先是因为我们一年里难得见他几面，另一个重要的原因则是我们每次登船都会大有斩获。我父亲所在的公司是一家民营企业，刚解放的那几年还是按旧制经营。二副属于高级船员，不单工资远比一般国家干部高，还有专门的随船西崽（服务员）帮他打理日常生活。我父亲是个不那么精心于零碎钱的人，每当西崽替他洗衣服时，他就随手把兜里的一些破损或揉皱了的纸币扔进写字台的抽屉里。不知是哪一次我和妹妹上船接他回家时，无意中发现了那些乱糟糟的纸币，便动手帮他整理。父亲看在眼里喜在心头，奖赏似的说:"好,这些钱就归你们啦!"我和妹妹平日里哪有这么多零花钱? 高兴得互相咬着耳朵傻笑了好半天,而且自那以后,上了船再也不东走西串,一心只在翻抽屉。

父亲驾驶的安渝轮是一艘货轮,很大,武汉港能提供它停靠的码头不多,它有时不得不在远离港区的江面离岸抛锚待令。遇上这种情况,我们就得乘坐公司临时租用的小木划子登船。那划船者荡着双桨缓缓前行,倒也平稳。可是有一回父亲带我们回家时坐的是一条较大的帆船,船家把打了几块补丁的白帆升得老高,强劲的江风把白帆鼓成了一个弧面,推着帆船箭也似的朝着江汉关方向冲去。这时,船身严重倾斜起来,左侧船帮低得几乎快要没入水中,飞溅的浪花不时落进座舱。我和妹妹担心那帆船会倾覆过去,吓得大气都不敢出,一个劲往父亲怀里挤。父亲却泰然自若地说:"巧手能使八面风。风一鼓帆,船就会歪向一边。这就是俗话说的正马歪船,不用害怕的!"我和妹妹都小小年纪,并不完全理解父亲的话,但是想到他能驾着那么大的货轮闯荡万里长江,说话的口气又如此镇定自信,我们就心安了许多。

从江边到我家并不很远,但是每次回家父亲都会叫一辆脚踏三轮车拉我们,显然是想让我们享受一下坐车的乐趣。上车后,他就坐在中间,把我和妹妹搂在左右,再满怀慈爱地问我们一些生活和学习方面的问题,我们一回答,他就满意地微笑。那一路上的温馨与甜蜜,是我童年时期最美好的回忆。

难忘路加

路加是我念小学时的玩伴儿。那时，我们都住在汉口离江边不远的一个叫永清里的弄堂内，每天放学回家后，都会聚在一起说笑玩耍。

永清里很小，进得门去，只有五栋两层楼的普通民居挨挨挤挤地并列两边，便被迎面的一堵青砖山墙封得严严实实，形成了北方人所说的死胡同。其间居住的十几户人家都是老老实实的纯良百姓，加之那死胡同的相对封闭，邻里之间相处很是和睦，孩子们玩在一起就更显亲热。

路加本不住在永清里。大约是在我上五年级时，他的父亲突然英年早逝，一家人断了生计，没有工作的母亲哀告无门，不得不带着他和他妹妹寄居到住在永清里2号的娘家哥哥这里来。可能是这母子三人来自笃信基督的社会群体，谈吐举止不俗且极具亲和力，所以他们住进来不久就跟大家融为一体了，人们进进出出也乐于跟他们攀谈几句。

他们三人中，路加给我的印象最为深刻。他个子较高，宽脸大眼，爱笑，一笑就露出满口白牙，显得格外阳光，令人可亲。那年他刚上高一，可是说起话来总那么富有知识性，好像装满了一肚子学问。尤其难能的是，他还掌握了一大堆理化小实验技巧。今天，先用一包白色粉末把一杯清水变得跟墨汁一般黑，再用另一包将它还原得清澈无比；明天，教我们含一口清水背对太阳使劲一喷，水雾里便出现一道小小的七色彩虹；过不了几天，他又会托出一个方形玻璃容器，展示他用醋浸泡出来的立方体鸡蛋……他的花样层出不穷，每次都把身边的小朋友惊讶得两眼圆睁，一个个全成了他的忠实粉丝，天天等着看他出新招。我对他崇拜得五体投地，不但常在家里偷偷模仿他的做法，还常向他请教一些问题。他发现我与他有共同的志趣和爱好，相待似更亲近了一些。

可惜，这种多姿多彩的快乐时光没过多久我就跟母亲一起离开永清里，迁居到很偏远的市区边缘去了，不但失去了向他学习的机会，而且从那以后，我就再也没有见到过他。

更遗憾的是，1957年秋我刚上高二时，他所念的南京某大学通知他的母亲，说她的儿子突然寻了短见。可怜的母亲几年前不幸丧夫，现在又痛失爱子，真的是肝肠寸断，心如刀割，精神几近崩溃，几天就鬓发斑白，目光呆滞，整整瘦了一大圈。料理完儿子的后事从南京回到永清里，她变得更加沉默寡言，几乎不怎么说话，人们只能根据当时的种种传媒动向猜测她儿子逃离人世的真实原委。

我是1958年暑假去永清里看望昔日的小伙伴时才得知这一可叹的悲剧的。听完人们的叙述，我难受得半晌无言，一直在怔怔地发问：如果不是受了天大的委屈，一个风华正茂对生活充满激情与希望的大学生怎么会走上一条不归路？自那以后已近六十年了，路加灿烂的笑容还时时浮现于我的脑际。我忘不了他。

我爱吃肉

我爱吃肉，尤其爱吃肥肉。

我不知道自己是从何时就有了这个偏爱的，只记得在西安念大学那几年，本地同学在节日会餐时总喜欢最后留下几片肉和一个馒头，把肉片夹进掰成两半的馒头里，做成陕西名吃"肉夹馍"，再带回宿舍慢慢享受；而我觉得把那么好吃的肉片埋没在馒头里，哪里能品出许多肉味，远不如大口大口地将它吃下肚去，不但可得朵颐之快，打个嗝都余香满口。

第一个感叹我特能吃肉的是我二十多岁时的同事胡老师。有一次我们俩一起去山东青岛出差，欲进餐时，发现一家饭店门口的小黑板上写有"大肉面三毛一碗"的字样，有点好奇，便进店要了两碗。装面的是两只海碗，面条上各盖有一片肥肥的猪肉，那肉片之大竟将它下面的海碗碗口完全罩住。一看这阵势，我不禁暗喜：这回总算能解解馋了！一旁的胡老师却犯了愁，低声对我说："肉片这么大，碗也这么大，完全是当年梁山好汉的遗风，我哪消受得了！你能不能帮我把这片肉降服了？"开始我不好意思接受，后来见他确实面有难色，便高高兴兴地帮了他一把。他见我两片大大的肥肉下肚，轻松得就像只吃了两片黄瓜，不胜惊讶地说："你让我长了见识，居然有人这么能吃肉！"

我爱吃肉，还闹过一次笑话。那年，学校一位湖南籍的老师为八十老母贺寿，请了十几位好友去他家喝酒。席间，只有我一人滴酒不沾，不敢应酬。于是有位酒量大又爱热闹的同事想诱我入瓮，心生一计说："这桌菜里有一碗大块肥肉，你每吃肉一块，我就干酒一杯，你什么时候吃不下去了，就喝一杯酒认输，如何？"他说的那碗大块肥肉是道南方名菜，叫梅干扣肉，肥而不腻，酱香四溢，我正垂涎欲滴地等着要下筷，便爽爽快快地应承了。众人自然乐于助兴，赶紧为他斟酒，为我夹肉。我迫不及待地一块接一块将香喷喷的扣肉吃下肚，他也毫不含糊地将一杯杯诱人的"五粮液"干完。每完成一个回合，大家就一阵掌声。可是等我不动声色地要吃第五块时，有人坐不住了，起身制止道："不行不行，看样子邓海生把这碗肉全吃完也没问题。这么好的一道菜，还是留下一些给大家共享吧！"他的话显然也代表了其他人的心声，一场未分胜负的酒肉比赛便被一阵哄堂大笑给中止了。这事，很快就被人们传为茶余饭后的笑谈。

　　我对肉的偏爱一直延续到了移居美国之后。在美国，吃肉的机会更多。但是我从没胖过，将近一米七的身高，体重只在六十公斤上下微微浮动，是很理想的衣架子。一位很注重衣着打扮的邻居曾对我说："你既能吃肉饱口福，又能保持好体型，好让人羡慕呵！"

　　后来，我患肺癌动过一次很大的肿瘤切除手术。原以为这会使我的饮食习惯有所改变，不料出院没几天我又馋肉了，而且变得顿顿喝汤，无肉不饱，人也渐渐胖了起来。现在，我的体重已突破术前的最高记录，又有朋友为我庆幸了，说道："癌症患者最常见的特征是体重下降，你现在不降反升，吉兆！吉兆！"

大碗快吃的悲哀

我家里有一只大号的浅绿色搪瓷碗，还是我念初中时买的。用了几十年，里里外外都有些密密麻麻的擦痕，底端的搪瓷也多有磨损，但是我总也舍不得扔掉。倒不是我很注意物尽其用，是因为它曾伴我度过了一段说来令人兴叹的艰难岁月。

我的初中是在武汉第四中学念的。该校由一座旧教堂改建而成，位于偏远的市郊，占地面积很大，生活设施齐全，所以市教育局把它办成了一所只招收男生的全住宿中学。人们简称它为"四男中"。

我于1953年秋季入学。第一年，学习生活还算安定，可是一跨年，吃饭就出现危机了。由于人口增多，农业生产水平低下，粮食不够吃，国家从那年开始对粮食实行统购统销，并根据性别、年龄及工作岗位的不同，对每个人给予定量供应。我们男中学生的标准是每人每月大米三十一斤。俗话说"半大小子，吃死老子"，三十一斤对我们这帮饭桌前如狼似虎的小伙子来说，实在是过于勉强。而学生食堂吃的是大锅饭，八人一桌共享四菜一汤，米饭则装在四五个大木桶里，任由各人拿碗排队自己盛。由于供应不足，吃饭慢的学生往往还没吃饱那木桶就都已被刮的粒米不剩。于是，他们不得不从家里带来大碗，以便排一次队就盛它个不必再来第二回。我的那只大搪瓷碗就是为适应这种需要买的。

然而这大碗多盛的招数也并非万全之策。我们的早餐本是八人八个馒头一盘咸菜，大木桶里的稀饭管饱。可是粮食定量后，那管饱的稀饭却是越来越稀。原因是午饭晚饭大米超了支，厨师们不得不在早餐的稀饭里打主意。谁料这以水充米的主意操作性虽好，却引来了一个可怕的恶性循环：你越稀，我越喝得多；我喝得越多，你又越稀。最后，稀得憨小子们盛到大大的一碗也嫌不够，还要赶紧大口大口将那滚烫的稀米汤快快地喝下肚去，再去抢第二碗，被烫得口吸凉气脸冒热汗也在所不顾！当然，我也是这些憨小子中的一个。

就这样，三年的初中在校食宿，竟让我的饭量和吃饭速度飙到了一辈子都没遇上几个对手的地步。

因为这吃饭快，我还真闹过一个笑话。有一次我请一位朋友到家里吃饭，我不喝酒，端起饭碗就习惯成自然地猛吃起来，三下五除二就把一顿饭解决了，留下朋友一人自斟自酌。过了些日子，那位朋友悄悄对我说："你那天做的几道菜挺合我的胃口，我本想痛痛快快喝它几杯，没想到你早早就放下了碗筷，我也只好草草收场。"说得我一脸愧色。

更严重的是，大碗快吃还给我惹过大麻烦。1989年秋，我因胃病住了九天医院，医生告诫我："暴饮暴食，又不细嚼慢咽，是罹患胃病的重要诱因，以后一定要养成良好的饮食习惯！"我感谢医生的嘱咐，但为这个毛病的养成而感慨万千。

近亲结婚的苦果

我有一个伯父两个姑姑。伯父因患肺痨结婚不久就早逝了。两位姑姑也都在我尚未出世时就嫁到了外村。

我没有见过我的伯父。我推想，他一定比我父亲年长很多，因为在我童年的印象中，居孀的伯母老得跟我母亲不像妯娌，倒像婆媳。

伯父辞世时，膝下留有一个女儿，名唤杏梅，我管她叫杏梅姐。杏梅姐长到谈婚论嫁的年龄时，伯母为了延续我伯父这一门的香火，在本家叔伯兄妹的撮合之下，把我大姑姑的儿子水庭招回家来做了倒插门女婿。这在当时看来，是一件亲上加亲的大喜事，不但伯母的一颗孤苦的心安了下来，亲朋好友们也无不为之欢庆。

让人喜出望外的是，水庭哥与杏梅姐完婚后，不到三年便生下两个儿子。这意味着延续香火有了双保险，伯母的高兴劲儿就更是成天挂在眉梢。为了这一大喜，我父亲不久带着他在轮船上挣的钱回乡盖房子时，还特意为我伯母家也盖了相同的一套。

不幸的是，水庭哥和杏梅姐是亲缘关系极为密切的姑表兄妹，他们的结合犯了人类繁衍中的一个大忌，所以我的这两个侄子身心都不很健全，以致他们的生命之花始终没展现出应有的灿烂。

大侄子名欢喜，长得倒是五大三粗，但是智商不怎么高。小时候跟我一起念私塾，一段课文念多少遍也背不下来；照着引本描写毛笔字也描得歪歪扭扭，不但在学堂常被先生用板子打手心，回到家里父亲还要打屁股。十几岁时，父母见他实在不是读书的料，把他送到汉口的一个建筑工地当小工和泥搬砖，不抱大的期许，只望有口饭吃。熬了二十多年，总算娶了个同是来自乡下的文盲媳妇，也学会了看土建施工图，当上了一名等级很低的施工员。可是他酗酒无节制，每餐必喝，一喝就超过半斤，终于在五十岁刚出头时就把自己灌得永远醒不过来了。

小侄子叫富喜，智力无大碍，可是长到三四岁时，就逐渐显现出鸡胸驼背来，体格远不如他哥哥壮实。后来他通过自学成了一个乡间木匠，农闲时揽点活干，那也只够糊口而已，难得有点余钱剩米，更别说娶妻成家。1985年我第一次回到阔别了三十多年的老家时，他父亲已去世，单身的他与母亲相依为命。五年前我回国探亲再次重返故里，他母亲也去世了，灶冷床塌的家也人去室空。本家四哥告诉我："富喜贫病无靠，被乡政府办的养老院接收去了。条件虽不很好，但比他孤苦伶仃地守着破屋度日强得多！"

可怜的杏梅姐一生劳碌，总在为她的两个有生理缺陷的儿子发愁，至死都是带着一颗破碎的心走的。我不知道当她看这人世最后一眼时，是否已意识到她和孩子们的悲剧根源何在。

书生之误

　　我这一辈子，从学校到学校，当了学生再当老师，极少跟外界打交道，所以书生气十足。最突出的表现是，完全没意识到在我生活和工作的那个大环境中，能力未必能决定一个人的命运，善于人际周旋却是不可或缺的生存之道。为此，我还曾付出高昂的代价。

　　那是1985年，我未办任何行政手续就借人才交流之机，跑到长江岸边的一个小城市求发展。当时，国内刚恢复职称评定不久，像我这类四十来岁的讲师还显得相当珍稀，所以该市人事部门看过我的证件和几篇曾发表在专业杂志上的论文后，喜出望外，连忙帮我开了几封推荐信到市属的几个主要的教学单位。我当然也信心满满地东跑西颠，不到三天就把推荐信用光了。所有接待我的主要领导都异口同声地表示："你确实是我们需要的人才，我们研究研究吧！"可是研究了好久，却是谁家都没有下文。我走投无路，又不愿意吃回头草，只好投奔到一家规模很大的民营企业，为他们筹办内部大学。

　　有一天，儿子打算去北京打工，要我在市里替他办一个外出打工证。我属下的教务长知道后，立即带我到市劳动局找他的朋友帮忙。那位朋友倒是很痛快，说了声手续费三十块，就三下五除二地帮我办好了。我当时没有零钱，给了他一张五十块的大票子。他左手抖开票子，再用右手中指弹了一下，就很随意地将它扔进了自己的抽屉，并跟我们闲聊起来。回家路上，我问教务长，办事人为什么不给我找余款。问第一遍，他假装没听见。问第二遍，他苦笑了："我的邓校长哟，您真是书读多了糊了心。您一不拿户口二不带身份证，人家二话不说就帮您把事办了，您就不意思意思？"我一脸愕然，竟不知说什么是好。他大概是觉得我似有所悟，赶紧趁机把一直藏在心头的体己话全倒了出来："我早就替您想清楚了，您这几年一直回不了国营单位，正是因为您把社会想得太单纯。您去找人家，人家一说要研究研究您就信以为真，傻等，其实他们的意思是要你的'烟酒'，你不破点财，那就只能'延久'了。您说是不是这么回事？"几句话说得我哭笑不得，只能暗自感叹年轻人脑子就是灵光，跟得上潮流。

更让我开窍的是，我来美国后，一位精于世故的四川朋友跟我的一次闲聊。我自嘲当年想回归国企而不知拿钱当敲门砖的迂腐。他抿嘴笑了笑说："你这人太实在，很可能花了钱也回不去。"我大惑不解。他便问我准备拿出多少钱来？我说大约五百块吧。他两手一拍，说："关键就在这里！不错，那年头人们送礼的通例也就是五百块左右，但是你必须送1000。要知道，求他们的人太多了，人人送500，他一个也记不住；你比别人多送一倍，那个冲击力就不同一般了，给他留下的印象会深得多，你成功的希望自然也就大多了。我曾给好几个想争得上司重用的年轻人面授过这一招，我不瞎说，几乎屡试不爽！"朋友的一席话让我顿开茅塞。我正欲夸他处事老辣，他赶紧补上一句："这学问在美国派不上用场，还可能导致犯法，你就别费心钻研了！"

弯弯的小河

我的童年是在农村度过的，小脑瓜子里留下的全是家乡的田园风光，记忆最深的是那条流过我们村西侧的无名小河。

小河自村北流来，穿过一座大石桥后拐了两道急弯，又绕到村头穿过一座小石桥，再向南折去。它源自哪里，流归何处，村里似乎没多少人能说清楚。河虽无名，却静静地终年汩汩流淌。以沙石为主的河段，水清见底，游鱼可数；到了水草丰茂的地方，又被掩映在一片碧绿之中，似在潜行。颇有些画意的小河，给偶闻鸡鸣狗吠的偏远乡村平添了不少灵秀，也滋养了我欢乐的童年。

小河里生长着不少鱼虾，但是平常是见不到谁去垂钓撒网的。只有到了农闲又不很冷的时候，我的本家大叔才会纠合起他的五个儿子去河里展开一场鱼虾大截杀。他们先在河床较窄的地方就地取材，筑起一道留有泄流洞的土坝，同时在泄流洞前卡上一张渔网，以防鱼虾下逃。再在上游二十来米处筑起另一道较高的土坝，不留洞，让更上游的河水一时流不下来。这样，两坝之间的水很快泄尽后，里面的鱼虾就几乎无一漏网了。大叔的五个儿子中，四哥比我大好几岁，跟我最为亲近，每次拦河捕鱼都会叫上我。可是我年纪小，又怕蛇，捉不到鱼，总是他们最后送我一些。

小河也是沿途各村的重要水源。有年正值稻谷生长急需用水之际，老天爷久旱不雨，村里人不得不在河岸的陡坡上挖出五个等距离的大土坑，五级台阶似的一直排到河岸的顶部，然后在河水与土坑及土坑与土坑之间架起一台台木制龙骨水车，一级一级地将河水车上去，再让它分流到各稻田里。车水是个力气活，每台水车由左右两名壮劳力通过长长的手持摇柄带动车头的主动轮运转，河水便在一片片竖立刮板的推动下沿着车槽上流。上下各车的人需同步使劲才能使水流源源而上，上面的人偷懒，水会中途外溢，下面的人不卖力，水就断流。上阵的人谁也不愿让人笑话，全都铆足了劲争面子，常会出现喊着号子拼高下的热闹场面。时间长了，当然总会有人终于坚持不下去，河谷里就会爆发出一片欢乐的大笑，然后大家就一起休息片刻。

从小河里车水抗旱，有时会在几个河段上同时进行，那场面就更为壮观了，一条条水龙你呼我应，车声、水声、号子声融成一曲抗旱交响乐在河谷回荡，很有气势。跟我年龄相近的一帮小不点儿极少见到这阵势，一个个光着头顶着太阳站在河边看新鲜，比过年看龙灯还高兴。

四年前我回国探亲，顺便到我魂牵梦绕的村西小河边走了走。两座石桥都已修整一新，沿岸又多了几处垂柳依依，小河更显清丽多姿。我问陪行的四哥现在还需不需要车水抗旱。四哥说："早就不用了。北边的木兰山里建了一座很大的水库，一到用水季节就开闸放水，有条支渠正好从村边通过，打开小闸门水就自动往田里流，又及时又不费力。现在，村里的龙骨水车已全都劈成木柴烧火做饭了。"说完，发出一阵爽朗的大笑。

黄陂锅巴粥

如果有人问我最喜欢吃的东西是什么，我会毫不犹豫地告诉他，不是山珍海味，不是大鱼大肉，也不是奇瓜异果，是我老家黄陂的锅巴粥。因为在我吃过的所有美食中，只有黄陂锅巴粥才能让我品尝到那种虽出自寻常农家却是任何高级餐馆都复制不了的特殊美味，并让我心中荡起一波温馨的乡情。

黄陂锅巴粥是在常见的乡间土灶上用大铁锅熬出来的，做起来并不难。第一步，把大米和超量的清水一起放进大铁锅里煮，煮到大米六七成熟时将大部分米汤盛出来备用。第二步，将锅里剩下的米和米汤焖成熟饭，直至锅底结出金黄金黄的锅巴。第三步，盛出白白的米饭当主食，只留下那层金黄的锅巴。第四步，将备用的米汤倒入锅里，加大火把锅巴熬成粥。这样熬出的锅巴粥带有一种十分奇异的锅巴清香，稍稍有点黏度的白色米汤又极是爽口润喉，不需佐以任何菜食就能喝下几碗。我从未听说有人不喜欢它。孩子成群的人家，还常因锅巴粥早早就被抢完了而吵得大哭小叫。

锅巴粥之于我，又比别人有所不同。我小时候体弱爱得病，一病就什么也不想吃，可是一见了锅巴粥就胃口大开，能吃到饱。我母亲见我对锅巴粥这么感兴趣，我一病就赶紧做给我吃。这粥当然顶不了药用，但至少能保证我不至饿得断绝了营养。可以说，我那幼小而脆弱的生命能得以保全，黄陂锅巴粥功不可没。只是至今我也弄不明白，为什么仅用清水和大米这两种再简单不过的材料做出来的食物，竟能好吃到连病态的肠胃都难以拒绝。

遗憾的是，打从我离开老家，走南闯北，浪迹天涯，黄陂锅巴粥这种地方特色极强的吃食就无处可寻，只能在梦里品尝了。

阔别三十余年之后，我于1985年重返故里。我亲伯父的女儿杏梅姐姐高兴万分，忙不迭地为我宰鸡烹鱼，我再三表示感谢。姐姐故作神秘地说："你先别谢这，还有你最爱吃的在后头！"原来她到做米饭时专门为我熬了一锅锅巴粥。我喜出望外，一把抓住姐姐的手说："到底是我姐姐，这么多年了，还没忘记我小时候的爱好！"姐姐噙着泪花笑着说："怎么能忘记，爷爷在世时偏心你这个孙子，总嘱咐我好好照顾你。记着以后常回家看看，我回回做锅巴粥给你吃。"说得我好感动。

移居美国不久，几乎一辈子没下过厨房的我开始学做饭。其间，我也曾试图自己做黄陂锅巴粥，可是无论怎么花样翻新，先进的的电饭煲和奇妙的电磁炉都出不了土灶里草把子烧出的效果，做成的锅巴粥总没个正经味道，令我一次次失望。

几年前我回国探亲时又去黄陂老家转了转。老姐姐已病逝多年。我走进她已无人居住的破旧老屋，站在那已趋颓塌的土灶前，想着她那年满心欢喜地为我熬锅巴粥，告诉我爷爷生前的一些旧事，我禁不住潸然泪下。

土法保鲜大有可为

我在山西省雁门关以北的大同市工作过二十多年。那地方比我的老家湖北冷很多,入冬下的第一场雪要堆到翌年开春后才会融化,最低气温能达到摄氏零下二十多度。冬天若湿着手在屋外拉门把手,立马就有被胶水粘上的刺痛感,再冷一点,甚至能粘掉一层皮。

如此寒冷的地方,民间却流传着一句很多人都知道的谚语,道是:"雁门关外野人家,围着火炉吃西瓜。"这事听起来怪怪的,可是稍一打听它又千真万确。原来,雁北地区纬度较高,秋霜来得早,春花开得晚,人地半年闲。人们为了熬过漫长的严冬,不得不在秋收后把大量的土豆、长白菜、圆白菜以及各种瓜果藏在自家的地窖里,以供漫长的冬季细水长流。那地窖基本上能保持恒温恒湿,保鲜性能很强,一般食物存放三四个月都没问题,有的食物保鲜期甚至可长达一年。于是人们就有了隆冬吃西瓜的别样享受。

我是在鱼米之乡长大的南方人,惯见菜地里一年四季郁郁葱葱,到了大同,比当地人更担心冬天没青菜吃。所以一分到住房后,就急忙学着当地人在自家门口的院子里挖了一眼地窖,专门保存蔬菜瓜果。我们的住地属黄土高原的一部分,挖地窖并不难,选好位置打一口直径约80公分的竖井,再在井底处按需要横向挖几个储藏室,然后在井口配一个防雨盖即告完成。要注意的是,大同地区冬天冻土深约两米，所以竖井的深度需控制在两米二十左右，太深，地温过高，藏品易腐烂；太浅，会被冻透，里面的东西都将变成冰疙瘩。此外，藏入食物后每隔十来天要轻轻翻动一下，及时捡出变质的部分，以保持窖内的洁净。

雁北地区的老百姓冬天不仅保鲜果蔬有方，肉食也能储存很久。他们用的是另一种办法——置入闲房。

闲房就是自家院内的一间储藏室，只存放杂物不住人，也不生火。到了寒冷季节，它里面的温度会一连好几个月保持在冰点以下。人们买来大片的猪肉、牛肉或羊肉，把它们包装好，放在闲房里，再把门窗关得严严实实的，它们就会被冻得透透的又不会受到猫鼠之害。过大年时，人们还会把做好的饺子馄饨或包子之类的面食放进去，跟冻肉一样，随吃随取。

用地窖和闲房存放食物，一取地利，二取天时，很像家用电冰箱。但是它们既不耗电，又不造成污染，在特别强调节能环保的今天，很有些可取之处。如果我现在不住在四季如春的北加州湾区而住在哪个寒冬漫漫的地方，也有一个很理想的院子，我想我会把雁北人的这两项保鲜技术移植过来，稍作因地制宜的改进，再加进一些比较现代的辅助配置，让它们在异域落地开花。果能如此，说不定还会有很多人闻之效法呢。

四　哥

四哥跟我共一个曾祖父，我们是没出五服的本家兄弟。他比我大五岁多，曾同我一起在离村子不远的一座废庙里念小学。他记忆力很强，我们久别重逢时他还能一字不差地背诵五十年前的小学校歌和校训，令我惊叹。

四哥的思想比较传统，在孝敬父母、呵护弟妹和关爱妻儿等方面，都堪称我们邓氏家族中的楷模。

他的大哥读书较多，思想也活跃，1950年一开春就只身跑到黄石市一家以农民工为主的砖瓦厂参加了工作，而且表现出色，没几年就当上了该厂的厂长。当时正值砖瓦厂快速扩展，大哥便顺势把二哥三哥和四哥一起招进自己厂里当了工人。尤其难得的是他还赶在城乡户口分离的政策实施之前为他们办好了城市户口。可是到了三年困难时期，粮食供应严重短缺，留守农村的父母年老力衰难以自保，四弟兄又面临着如何奉养双亲的问题。四哥见几位哥哥迟迟疑疑拿不定主意，就主动放弃了宝贵的城市户口，回乡务农尽孝。开始时，三个哥哥按照当初的商定每月寄点钱给他以资补助，可是困难期一过，补助就没了下文。有回我跟四哥聊起这事，问他后来有没有找他们要钱，他憨憨地一笑说："他们早就拉家带口自顾不暇了，我哪还好意思向他们伸手？"

有件小事四哥给我留下了很深刻的印象。那年，我刚回湖北鄂州工作不久，他就专程跑去看我。这是我们哥俩阔别三十年后的首次重逢，他带了两网兜水果给我。其中有一种香蕉，表皮上带有许多芝麻状的灰黑色小点，吃起来也极具芝麻香味，令我很感新奇。此前，我倒是常在街上听小贩大声叫卖芝麻香蕉，可是活了大半辈子也从未吃到过真有芝麻香味的香蕉，所以一直以为小贩的叫卖只是一种招徕顾客的小伎俩。这回四哥真的把它买来了，说明名副其实的芝麻香蕉是存在的，只是它相当珍稀名贵，难得碰上。四哥为了买这种香蕉肯定花了很多功夫又花了不少钱，一想起来我心里就热乎乎的。

四哥四十刚出头四嫂就不幸病逝了。留下的三个孩子，老大是男的，还算健全；老二是女孩，因患过小儿麻痹腿有点瘸；小儿子的膝关节得了一种不知名的怪病，虽仍能走动，却比常人迟缓许多。四哥当时任村支部书记，续弦并不难，但是他担心孩子们遭后娘的虐待，誓不再娶，默默地承担起了爹与妈的双重职责。改革开放不久，他先帮大儿子成了家，然后辞去村支书的职务，带着老二老三重返黄石市，在哥哥们的资助下开了一爿油粮店。几年功夫，起早贪黑，惨淡经营，不但帮女儿找到一个比较理想的婆家，还巧遇一位土郎中，奇迹般地将小儿子久治不愈的膝关节顽疾根除了。

2010年我回国参观世博会，顺便看望四哥。他已告老还乡重盖了新房，又把几位老前辈的旧坟迁到一起，代立石刻墓碑，整整齐齐地排在村外的一处空地。我父亲的坟墓也在其列。我对四哥的感激无以言表，买了一大堆香纸蜡烛和鞭炮，到各先祖墓前一一致祭。四哥则一直陪伴着我叩拜如仪。

惨痛的船难

1954年11月上旬的一个凌晨，安孚公司的安渝轮在离云阳新城不远的巴阳峡遇难沉没。这是万里长江上无数船难中颇受关注的一次，《长江日报》曾以相当大的篇幅做过报道。

船难发生在那个凌晨的五点四十五分。其时，大雾弥江，能见度不足五十米，而眼前的巴阳峡，江面窄，水流急，礁岩处处，危机四伏。前进，看不清航道；回头，转不过身去；停下，平滑的岩底咬不住铁锚，真的是临近了绝境。当时值班领航的是一位身躯伟岸美髯飘胸的老领江。老人家在航运界声望极高，年轻时在川江上驾一只木划子赶码头谋生，有一回风急浪高把他的木划子掀翻了，他从容以对，先跳上船帮，再踏上船底，居然连鞋底都没打湿。可是这次他无计可施，只好硬着头皮往前闯。不幸，钢铁巨轮操控起来远不如小小的木划子那么得心应手，船头很快被一团暗礁顶出一个巨大的裂口，不到五分钟就惨遭灭顶！

我父亲当时在该轮上任二副。出事时他没当班，正在自己的房间里睡觉。紧急警报把他从梦中惊醒，他刚穿好救生衣就随船落入江心，在冰冷的江涛里沉浮翻滚了约五公里才绝处逢生，被一只木船救上了岸。

安渝轮是一艘长七十多米的货船，造型十分漂亮，我很喜欢它。

念小学时，每逢船到武汉，我总会上船欢天喜地地迎接父亲回家，顺便探察一下船员们工作和生活的神奇天地，或是借轮船在港内转移码头之机，悄悄站在驾驶室门外，透过门上的玻璃睹一睹父亲指挥走船的风采。当我看过父亲叙说船难经过的来信后，意识到那美好的一切已无法再现了，不禁悲从中来，那颗被惊呆了的心似乎也一下子沉入了江底，沉重，冰凉。

此次船难共夺去三个人的生命。最年长的就是当班的老领江。他本已被人救上岸来，可是坐在岸边左思右想，觉得自己一世英名已毁于一旦，实在无颜再见江东父老，乘人不备纵身一跳，还是殁入了江中。年龄居中的是一位曾在外轮上工作过的轮机长。他下班不久，正沉睡在自己的房间里。慌乱之中人们来不及去叫他，无情的江水将他永远留在了梦乡里。最年轻的那位是个报务员，波涛已封了电报室的门，他仍置生死于度外坚持发求救信号，毅然以身殉职。《长江日报》在报道中给了他高度的赞扬，管理部门也追认他为航运战线的"优秀青年"。

船难过后不久，我父亲就由长江航务管理局安排到另一只船上工作，仍任二副。曾多次与死神搏击的他对自己所从事的那个时时与凶险结伴而行的职业似无多大的怨恨，但是一直深深地怀念蒙难逝去的三位同事。高中毕业考大学填写入学志愿时我就择业问题征求他的意见，他声音低沉地说："行行出状元，不用那么煞费苦心地挑三拣四；要记住的是，这世上没有不翻船的航道！"听得出来，话语里隐含着难掩的悲怆之情。

我的高中语文老师

　　1956年秋，我进入武汉二男中念高中。翁柏年老师教我们语文，还兼当我们的班主任。

　　翁老师那时约莫二十八九岁，好像还没结婚，但是显得十分沉稳干练。他接手我们班的工作后，先着重在同学中营造一种团队氛围，待同学都互相熟悉后再把班委会组建起来，对各委员进行明确分工，并安排正副班长每周去他那里做一次工作汇报。没多久，班里的教学活动，文体活动，和各种小组活动就井然有序地开展起来，一步步显得那么有章法，让我们这帮毛头小子感到自己骤然成熟了一大截子。

　　翁老师教语文有一个很突出的特点，十分强调文章的基本结构。他告诉我们，无论什么文章，都离不了起承转合四个主要部分，四者齐备，大体上就能说清一个主题了，至于说得深不深刻，精不精彩，就得看作者选材布局和遣词造句的能力了。正如一栋房子，有了地基墙壁门窗和房顶这必不可少的四大要素就能住人了，房子看上去漂不漂亮，住起来舒不舒适，就跟建筑材料好不好、设计合不合理、施工水平高不高有关了。翁老师的这套理论我记忆犹新，至今还对我起着指导作用。

　　我这辈子喜欢文学，也与翁老师对我的两次鼓励分不开。一次是我写了一篇杂感，对同学们下早自习课后一窝蜂跑到操场一角的小摊上抢购烧饼的乱象作了一番描述与议论。翁老师觉得我那篇文章简洁生动，针砭有力，便作为范文在课堂上宣读。这是一种很难得的肯定，我简直受宠若惊。另一次是翁老师给我们讲古文《狱中杂记》时，让我站起来朗读课文中的一段。我那时哪里知道何为古文朗读，只好操起还不很顺溜的普通话，强压紧张，一字一板地慢慢念，见了标点就稍作停顿。念完了，心里直嘀咕："这回算是丢人现眼到家了！"没想到翁老师夸我吐字清晰，顿挫得当，有一定的感染力，给了我满分。因朗读而得满分，这在班里是破天荒头一遭，我脸上不敢笑，心里喜呆了。翁老师这两次让我露了脸，也让我看到了自己在文学方面的某些潜质。自此，我对文学的兴趣便潜滋暗长了。

非常不幸的是翁老师命途多舛。在1957年那场巨大的政治风暴中，原本很有进取心的他，突然一夜之间被铺天盖地的大字报拍倒在地，莫名其妙地被扣上了右派帽子，不久就被送到一个农场接受改造去了。临走那天，学校在大操场召开了一个全校师生大会，似乎是希望即将一起出发的几个右派分子彻底洗心革面，争取早日回到教师队伍。可是大会气氛怪怪的，似乎人人心头都笼罩着一团阴云。我们班的五十个同学，更是个个跟霜打了似的，蔫了。

十年前我第一次回国探亲，一位当年的老同学告诉我，"文革"后期翁老师回城当了搞建筑的小工，那可真是洗了心革了面，一副农民工模样，完全没了原有的儒雅之气。我特地跑回离别了四十多年的武汉二男中打探翁老师的下落，可是物是人非，竟连翁柏年这个名字都无人知晓。我怅然若失，呆望着已新铺了塑胶跑道的大操场，回想着当年这操场上的秋霜肃杀，心绪久久难平。

少年不知愁滋味

　　1954年的夏秋之交，中国长江中下游地区的天气反常，梅雨来得早，下得猛，去得晚，一连数十日的绵延不断，把沿江几个省的大片地区都下成了水乡泽国，到处都出现了百年难遇的严重灾情。受威胁最严重的是素有九省通衢之称的武汉三镇，洪水水位远远超过历史最高记录，而且是从四面八方向市区进逼，整个城市就靠三百多公里的江堤围护着。从万米高空往下看，三镇中地势最为险要的汉口就像一只漂荡在汪洋中的木盆，随时都有灭顶的危险。

　　洪水水位高过市内街道的那段时期，所有的通江下水道都被严严堵死，以防江水倒灌进来。市内的废水则用多台大型水泵日以继夜地往堤外排。来不及排的，便形成了多处积水。我家租住的二层楼房就正好处于江岸火车站附近的一大片积水之中。所幸的是水深只在一尺左右，我母亲在楼下的厨房里搭起厚厚的木板做饭，总算还维持着正常的一日三餐。只是菜食供应极度困难，吃得相当简单。

　　我那年在武汉四中念初一，还带着不少小男孩的稚气，根本不把让成年人日夜提心吊胆的洪水险情当回事，整个暑假或穿着背心短裤，蹚着脏兮兮的积水玩耍；或在水里滚铁环，寻找旱地上难得的乐趣；或者坐在竹床上跟小朋友下象棋，为一步悔棋争得口吐唾沫星子。不到母亲做好饭叫我，我是顾不得回家的。

说来有趣，当时我左脚板外侧正长着一个很大的鸡眼，稍一不慎碰了它，就又疼又流血，恼火得很。不想在积水里泡了一个暑假后，那鸡眼逐渐绽开得像盘小向日葵，用手指一抠，那些葵瓜子般的细芽就一根根不痛不痒地都脱落下来，最后只剩下一个带有坑坑点点的凹痕。恼人的鸡眼竟被一片浊水给泡没了！

　　这段时间里，我还到一个叫李天汉的同学家玩了两天。他家附近有一个更大的积水区，水比较深，很多房子都淹到了门楣，早已人去楼空。让我们感兴趣的是，水里还漂着两块新新的棺材盖子。两人一商量，找来几根木条和铁钉，把两块棺材盖并排钉在一起，再爬上去，撑着一根竹竿乐悠悠地四处串游。可是没想到棺材盖没钉牢，十几分钟后就散开了，弄得我们狼狈不堪。我倒还好，瘦小，晃荡了一下，脚下的那块棺材盖又把我托了起来，可是李天汉高我半头，长得又壮实，一块棺材盖载他不动，他一下子就落入了水中。幸亏那儿水深只及他的大腿根，他用脚左寻右探捞起一块石头，重新把两块棺材盖牢牢钉在一起，才好不容易脱了险，浑身落汤鸡似的嘻嘻哈哈笑回了家。李天汉的爸爸有些文墨，吃饭时禁不住笑道："你们这才是少年不知愁滋味，且将棺盖作轻舟！"

　　积水泡没了我的鸡眼，却给李天汉带来了麻烦。洪灾过后，学校组织了一次全体师生的健康大检查，他被确认染上了血吸虫病，即俗称的大肚子病。传播这种病的媒介正是长江一带水里的钉螺。学校把他送到政府专设的医院进行集中治疗，历时三个月才返校，病是痊愈了，人却瘦了一大圈。

我念小学时的三位师长

我念小学的时候很招老师喜欢，不少教过我的老师提起我来，都会异口同声地夸一句"这小家伙不错"。其中更有三位，简直把我当成了他们的孩子，对我亲热有加，让我永难忘怀。

一位是我在武汉敦仁小学念四年级时的班主任张国甲。

张老师是湖北松滋人，三十多岁，长相十分威猛，待人却相当和善，从不大声吼叫训斥。他就住在我们教室隔壁的一间厢房里。这厢房不大，迎门便是一座半人高的佛龛（这小学原先是座庙），佛龛上供着一尊全身贴金的坐佛。年深日久，又无人敬拜维护，佛与龛都已神色黯然。佛龛右侧靠墙处，刚好能挤进一张单人床，张老师每晚就是在这里伴着连盏青灯都没有的孤佛度过漫漫长夜的。

张老师不爱起早床，特别是在冬天的清晨，天亮得晚，又冷，更舍不得早早离开热被窝。我是几个爱提早到校的学生之一，常常是我们到了学校，进了教室，他还在蒙头大睡。

其实他没有睡着。好几次他听见我在外面说话，便从被子里伸出头来叫道："邓海生，进来！"我进去了，他又叫我坐上床，把鞋脱掉。等听到我把鞋子扔到地上的声音，他就掀开棉被，一把将我抱进怀里，然后盖好被子，两人如父子共享天伦之乐般地睡上一阵。他的

239

被子很暖和，我不无得意地躺在他的怀里，觉得很舒服，很受宠。等他说："好了，我们该起床了！"我还依依不舍。

另一位是同时期在该校教我们体育的一位女老师（太不敬了，我只记得她姓徐，却怎么也想不起她的名字）。徐老师从面相到身材，都让人觉得有一种健美的气韵。她五官长得很生动，如果鼻子再高一点，你会以为她带有西方人的血统。齐耳根的短发弯出几道大波浪，很有时代感。一套浅蓝色的线织运动衣就是她的工作服，裤子是精心修改过的，改得很能体现女性的曲线美，与她胸挺腰直的身子搭配起来，一下子就显得青春四溢，别有神采，不由你不回头再看一眼。其实，她那时已是两个孩子的妈妈。

轮到给我们上课时，徐老师常常是提前在课间休息时就来到我们教室外等着。有一次，她走到我的跟前，蹲下来说："邓海生，趴在我背上！"我趴上去，搂住她的脖子，她就挽起我的双腿站起来，在教室门前来回转悠，嘴里还哼着什么，充满了无限温暖的母子之情。说来也怪，遇上老师的这类亲昵对待，我从来没觉得有什么特别，也不介意同学们怎么看，总是很心安理得地接受下来。我把脸贴在徐老师耳旁散落的软发上，温馨得不得了，恨不能永远别响上课铃。

第三位是我早在黄陂县老家培英小学念书时的校长朱绍斌。

朱校长身高近一米八，仪表堂堂，风华正茂。他是那所小学的创建者，也是最为得力的支撑者。由于治学严谨，领导有方，他把学校管理得井井有条，师生们都十分拥戴他。

我是该校的一期生，属于年龄较小的一个，因勤奋好学又很文静，受到各科老师的关注。特别是在算术课堂上，因解答四则混合运算时速度最快又一题不错而屡屡获得105分的殊荣，更成了校园里很惹眼的一棵好苗子。

朱校长当然不会不知道我的种种表现，但是他喜于心，吝于言，每次见到我，只是弯下腰来，微笑着摸摸我头上的小辫子，整整我脖子上的银项圈。这辫子和项圈是我父母怕我不好养，在我十岁之前让我常备的护身之物，朱校长关心它们，想必也是在暗暗祝福我这个品学都很令他满意的后生小子平平安安地长大。

遗憾的是，培英小学平静的校园生活持续不到半年，就被解放战争的炮声搅乱了。国共两党的军队在我们乡区形成了拉锯之势，今天你走我来，明天我走你来，到处弥漫着一种唯恐被战火吞没的紧张气氛。一天上午课间休息时，朱校长走到我跟前，把我高高地举起来，然后在我脸上亲了几下，贴着我的耳朵悄悄地说："小伙计，我们很快要分手了。你读书很有天分，一定要继续努力学习，长大了为国效力！"

从他的眼神和语气里，我意识到一定有什么重大事情要发生。幼小的心灵顿时惶恐与不安起来。我不知如何是好，紧紧搂着校长的脖子，好像是在寻求什么帮助，又像是回应他的嘱托。果不其然，第二天一早，学校里就炸了锅似的传开了一个完全出人意料的消息——朱校长已决定投笔从戎，过几天就要跟着部队出征了。

朱校长突然弃教从军，让学校一下子陷入了难以排解的失落与悲伤之中。大家既为学校的前途担忧，也朱老校长的血火生涯牵挂。朱校长最后离校的那天下午，阴云密布，北风呼啸，全体师生集合在大操场开送别会为他壮行。送别会以校歌开场。那校歌是朱校长亲自依词牌《满江红》填写而成的，曲调雄浑激越，歌词荡人情怀。一曲既毕，人人泪流满面，操场上一片抽泣声……那情景，那气势，很有些"风萧萧兮易水寒，壮士一去兮不复还"的悲壮与苍凉。

我和上述三位师长之间的情缘很是特殊，也颇为罕见，不要说大学中学，就是在个别孩子特有的童真与聪颖确实能让部分老师为之颠倒的小学里，我也没有发现第二例。应该抱歉地说，这三位师长在课堂上给我讲授过什么具体的知识，我已全然想不起来了。可是他们给我的那份爱，却犹如明媚的春光，深深地藏进了我的心窝，时时温暖着我，激励着我，扶持着我，即使是我已届暮年的现在，其力度也没有丝毫的衰减。细细想来，这是一个很值得探讨的的学术课题。原来，老师向学生传递一种发自内心的情感，对学生整个一生所起的作用是任何课本都无法替代的。倘若每一位为人师表者都能在自己的教学过程中融入为人父母的爱心，整个教育界的面貌必能为之一变。对待上述三位师长，我跟对待所有在我成长过程中付出过心血的人一样，充满崇高的敬意和由衷的感激；而且，我要毫不犹豫地说，如果真有来世，下辈子我一定还当他们的学生！

漫话武汉热干面

2013年7月初，由中国商务部与中国饭店协会等单位举办的第二届饭店文化节暨首届中国面条文化节，对中国各地约五百多种面条进行品评，选出了以武汉热干面为首的"中国十大面条"。参与这次评选活动的，有来自美日韩等国和中国三十二个省市的代表，涉及的企业达三千多家，应该说还是有一定的权威性的。但是，评选结果还是激起了一些小小的波澜，不少网友在网上为自己钟爱的面条落选鸣不平；还有人觉得评选不科学，要求重新来过。也难怪，中国地域辽阔，人口众多，各地有各地的风味，各人有各人的喜好，众口难调啊！

不过平心而论，事先风头并不很劲的武汉热干面在评选中拔得头筹，也确有它难以让人接受的理由。不要说从未到过武汉的外乡人，就连我这个土生土长的老武汉在听到喜讯不无自豪的同时，脑子里都闪现过几许疑惑。比如说，武汉市跨长江而立，属于以吃大米为主的南方，做出的面条能好到可与以吃面食为主的北方一争高下吗？再比如说，热干面这东西太缺乏贵气，无论怎么翻来覆去地掂量，也只能归入市井小吃一类，在很长一段时间里，人们只能在街头巷尾的早点摊子上看见它，或是从小贩挑着面摊子走街串巷的叫卖声中听到它。即使是在商业炒作达到连臭豆腐都能被包装得香飘十里的今天，也没有哪家食品店愿在热干面上打主意，以它为金字招牌来吸引顾客。如此难登大雅之堂的食品，承受得起名冠中华的殊荣吗？不过没过多久，我的这些疑惑就完全消除了。经过一番琢磨，我很快就发现，这个几乎与每个武汉人都要相伴一生的面中等闲之辈，还真有一些别的面条难以匹敌的特色。

其一　制作简单

说武汉热干面制作简单，意在两个方面：一是工序，二是材料。它的制作工序是：1.揉面；2.轧面；3.煮至七八成熟；4.沥干，淋油，拌匀，晾凉；5.装入尖底笊篱浸入滚水烫热；6.加入调料。如果将加入调料细分为用小磨香油调稀芝麻酱，切葱花，切干萝卜丁三部分，总计工序也不过八道。更重要的是这八道工序难度都不大，几乎全都是一看便知，无须三冬六夏的苦练。它所选用的材料是：1.面粉；2.食用碱；3.清水；4.食用油；5.小磨香油；6.芝麻酱；7.小葱；8.干萝卜；9.酱油。若是有人喜欢吃辣的，再加上辣椒油，满打满算也不过十种。这些材料在食品市场随处可见，实在是太寻常不过了。有资料说，各国各地叫得上名字的面条不下千种。我敢斗胆估计，像武汉热干面这样，不用浇头，不用菜码，也不用什么臊子，仅以技术含量不高的制作手法和极为大众化的材料就能颠倒一方食客的，百里挑一都难。

其二　风味独特

武汉热干面的风味与其他面条迥然不同，你甚至很难找到一个它的相似者。这源自它的材料选用和制作方式。由于起初揉面时加的碱较多，面条呈黄色，颇有劲道，又只煮八九分熟，所以不像其他好些面条，盛进碗里已软趴趴，加之调料中含有干萝卜丁，入口之后就不能囫囵下咽，而得先稍作咀嚼。这咀嚼不光可助消化，还能帮你充分享受食物滋味的潜在魅力。又由于选用的主要调料是用小磨香油调稀了的芝麻酱，往烫热了的面条上一浇，在挥发性极强的小磨香油的带动下油香、芝麻香、小葱香立马一起散发出来，十分馋人。端着面碗搅拌调料的人十之八九是面未入口就早有口水漫向舌尖。特别要说的是，武汉热干面不带汤，面条又不是粘粘乎乎地纠结成缕，所以拌好后，松散的面条根根都裹满香喷喷的调料。一碗面从开始吃到一根不剩，口口味道浓郁夺人，绝不像某些汤面，即使汤的味道真的不错，那面条却早被涮泡得寡而无味。

其三 深受喜爱

一方饮食养一方人。全国各地大凡有些名气的吃食，总会拥有一群类似歌迷的吃家。但是从我的经历见闻来看，武汉热干面的人气之旺是相当罕见的。这么说吧，如果有机会去武汉，哪天早晨随便找个摊点云集的早点市场走串走串，你一定会发现，到这里过早（武汉人管吃早点叫过早）的人，食量小的，大多只吃一碗热干面即足；胃口大的，总是先买一碗热干面，再配一碗米酒，或是一碗豆腐脑，或是一两根油条……绝难看到有人吃了几样早点其中不包含热干面的。

有一个细节很能说明热干面是何等让人爱不释口。惯吃热干面的人咽下最后一口面后，肯定不是撂下碗就走人，他们会到卖面师傅那里要一些面汤，将糊在碗帮子上的调料完全涮入汤中，一口一口地喝下去，然后伸出舌头，将唇边残留的芝麻酱舔入口内，再余香满口地依依离去，那份惬意，那份满足，一点也不亚于饱餐了一顿海味山珍。

武汉热干面这么惹人喜爱，跟它用料寻常，制作方便，成本低廉，售价不高有关，一个便宜三个爱，更何况它的味道那么不同凡俗，让人闻之垂涎。

顺便说一下，随着对外贸易的逐年扩大，越来越多的中国商品走出了国门。好几年前，武汉热干面就以方便面的形式出现在美国的许多华人食品市场。你若有兴趣，不妨择便去那里瞧瞧，买几包回家尝尝。说不定尝过之后，你会由衷地赞一句："中国十大面条之首，果然名不虚传！"

辑四

古稀情怀

我的晚年三乐

年轻的时候，我的爱好很广泛，举凡同代人常见的文娱活动，不论是室内的，室外的，桌面的，还是操场上的，我都曾积极参加过，其中有些还真整得蛮像回事。随着年龄的增长，人的身体状况，学养积累以及审美情趣都逐渐发生了变化，旧日的爱好自然不可能固守如初，特别是一些运动量较大的项目，因体力不支更是不得不渐次终止。到我住进老年公寓过起无牵无挂的晚年生活时，我的爱好只剩下三种：唱歌、练字，写文章。这三种爱好，力所能及，又能让我每日里意兴陶然，我管它们叫作我的晚年三乐。

我的唱歌爱好源自天赐。一次，我从一位喉科大夫那里得知我父母给了我一副相当完美的声带，于是我便常有点"天生丽质难自弃"的小冲动，时不时会哼上几句。不承想，一来二去竟在一众爱好歌咏活动的朋友中成了个不大不小的亮点。

唱歌之乐，因人而异。有的人闲来无事哼几句小曲，不管曲子内容是什么，总能哼得徐缓轻柔，心平气静，一副恬然自安之态。有的人喜极而歌，音符跳动轻快，有如山溪流泻，满是扬扬自得之情。我属于另类，不以心情左右唱歌，爱用唱歌愉悦胸怀。平日里，关起门来学学《在那桃花盛开的地方》，觉得很有点某歌星的激越清丽，就喜滋滋一脸笑意。在试着把《草原上升起不落的太阳》里的最后一个音节骤然提高八度，又很类似某名家的高亢悠扬，就又抿着嘴偷着乐。最有意思的是，有一年我在老年活动中心举办的春节联欢会上唱了一曲日本的《北国之春》，歌毕，台下群情振奋，掌声如潮。当我走下舞台时，一位日裔老太太迎上前来，夸我歌声优美，日语也说得很地道。我一面暗自叫苦（因为我一句日本话都不会说，刚才的日语演唱其实是在背诵汉语拼音），一面却乐不可支，老太太的善意误会给我留下的回忆太美好了。

练字，就是练习写毛笔字。这我年轻时倒是做过，但那是不折不扣的一曝十寒，毫无成效可言。凑凑合合写过一两回春联，还不敢大大方方地往门上贴，怕过路人撞见笑话。

五年前回了一趟北京，在文具店发现了一种用以练习毛笔书法的新产品——水写布。其正面犹如带磨砂的白色塑料薄膜，反面好像是浅浅的黑色天鹅绒。将毛笔蘸上清水在白色塑料膜上书写，显现的却是黑色的笔迹，跟蘸着浓墨挥毫略无二致。几分钟后水分蒸发，薄膜又完全变白，可反复使用，既干净又方便，还省却了没完没了的纸张费。我喜出望外，赶紧买一卷带来美国，每日临池不辍。

我常年坚持练习毛笔字，主要是看中了它既强身又怡情的双重功能。正确的写字姿势，通常是端坐桌前（写很大的字才需站起来），不弯腰，不弓背，不左歪右扭，动笔时要做到运气平和，目不斜视，心无旁骛。这样练字，从保健的角度来看，与做操打太极拳有异曲同工之效，必然有益于身体健康。另一方面，字练久了，多少总会有些进步，但是天天练字的人不容易察觉自己手头功夫的些微变化，只有

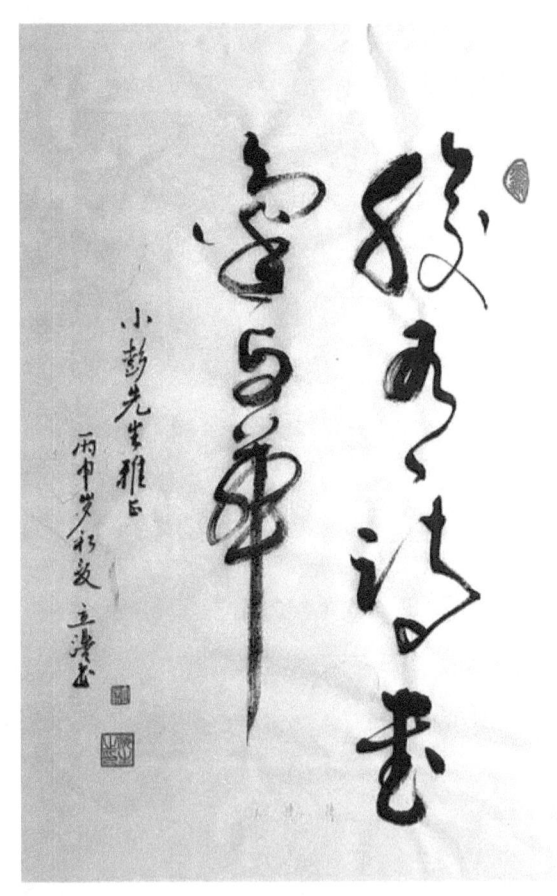

送给朋友的书法习作

把自己几个月之前的习作翻出来浏览，你才会意外地发现其中有些越看越不中意，越看败笔越多，相比之下，你会恍然意识到自己现在的字较之几个月之前确实已有了能看得出来的进步，禁不住一阵惊喜。这惊喜能让你浑身舒畅老半天，而且这样的惊喜不会一次即止，几个月后你再把现在的习作拿出来回顾，同样的心理反应还会出现。这就是说，只要你每天坚持练习毛笔字，艺无止境，乐也无止境。

写文章是我持续最久的一项爱好，打从在大学期间就开始挤时间写写字，填点词，到现在，只要稍微有点灵感闪现，就喜欢搜肠刮肚地爬几页格子，以寄兴抒怀。

我喜欢写文章，是因为它给我带来两大乐趣。其一，能产生一定的社会效应。文章是可以流传的精神产品，它凝聚着作者的汗水，也蕴涵着某些养心励志甚或济世匡时的道理，虽未必总能振聋发聩，至少也可起些许引发议论开启思考的作用。所以将自己的所思、所想、所感、所悟诉诸文字与他人分享，实则是一种有利于社会的公益行为。何乐而不为呢？其二，有助于自身的大脑灵活。写文章是个比较复杂的脑力活儿，从文章题材的选取到文章结构的安排再到字斟句酌的文字组合，一步也离不开全心全意的投入。如果你有"语不惊人死不休"的执着，就更得付出"吟成一个字，捻断数根须"的努力。应该肯定的是，上了年纪的人，勤动脑子，即使有点艰辛也是值得的。它能让你保持相对的思维敏捷，思路清晰，在一定程度上延缓老年痴呆。窃以为，凡是拿得起笔杆子的老年朋友，不时地舞点文弄点墨，哪怕只写几则流水账似的日记，对大脑的锻炼也未必不如搓麻将、打桥牌之类的游戏。因为写文章得聚精会神，玩游戏就懒散多了。

我的晚年三乐，给我带来的好处不少，既丰富了我的生活内容，扩大了我的社会交往，还使我的心境变得平和淡定。我患上肺癌且动了大手术，然术后恢复得很理想，也没有什么思想负担，我想跟我常有三乐做精神支撑不无关系。

闲来不妨读点书

我知道开卷有益，也读过一些书，但是读得不勤也不精，属于懒散又不太求甚解的那一族。也因此，除专业学习外我很少尝到读书的甜头。

可是近几个月，因颐养天年的日子过于清闲，随意从尘封很久的书架上取下几本互不沾边的杂书来翻了翻，忽然发现暮年老者跟书本打点交道，其实是个很好的休闲方式，既能释疑解惑，又可愉悦身心。

先是回忆起儿时念私塾，那些选读《三字经》的学生一学到"北元魏，分东西"这两句，就得从家里带些东西到学堂分给先生和同学们吃，我颇觉纳闷，不知这小小的插曲缘自何处，便打开那本早已发黄的《三字经注》细查。原来这两句说的是一段历史。公元500年前后，中国北方经过五胡十六国的混战，终于由鲜卑族的拓跋氏统一起来，建立了一个魏国，为了与三国时的曹魏相区别，称作北魏。又因为当时力主汉化的孝文帝将自己的姓氏由拓跋改为元，故又有北元魏之称。北元魏迁都洛阳后，内部纷争不断，国力很快由盛而衰，不到五十年就分列成了两个国家，一个建都于邺，位于洛阳以东，叫东魏，一个建都于西安，位于洛阳以西，是为西魏。这，就是所谓的"北元魏，分东西"。读完这段注释，我不禁哑然失笑：为什么那位私塾先生只顾分享学生的食物而总不向我们解释这段历史渊缘，若不是求助于这本《三字经注》，我岂不是要蹲一辈子闷葫芦？

后来我读大陆学者余秋雨先生的散文集《文化苦旅》。他在《三峡》一文中谈及唐代诗歌时引用了今时大诗人余光中先生写的《寻李白》诗中的一小段：

> 酒入豪肠，七分酿成月光
> 剩下的三分啸成剑气
> 绣口一吐就半个盛唐

这三句堪称神来之笔，寥寥二十八个字就把诗仙李白的浪漫、豪放以及他在历史星空中的无比辉煌展现得如此精彩而且大气，只读一遍我就醉了，醉得脑子里只有这二十八个字走马灯似的反复出现，久久醒不过来。余秋雨先生接着说："这几句，我一直看成是当代中国诗坛的罕见绝唱。"想必，他也曾为之醉过。

最近，我又随兴翻阅了一本《谜语集锦》。这是本小册子，容量却很可观，搜罗了谜语数百条，大都颇值得玩味。有一条尤其让我难忘，谜面是"借了公物不还"，打一古典文学名著中的人物。看过这谜面后，我猜度许久，竟不得一点门径，只好到书后面的谜底部分去查找。原来此人乃是《红楼梦》中荣府大管家赖大的老婆，姓氏不详，上上下下都叫她"赖大家的"。一看这个谜底，我忍俊不禁，笑了好一阵，打心里佩服这条谜语的编写者简直是个鬼才。

老人读书是个人行为，不受时间限制，不愁无处安坐，既无打牌三缺一的尴尬，也没有下棋找不到对手的遗憾，高兴了，多翻几页，古今上下任你神游，疲倦了，掩卷闭目，余味无穷地细品书中的百般精妙，其乐何极！

孤芳自赏又何妨

有幸安度晚年的人，最不缺的就是时间，不少人甚至会因为时间多得无从打发而犯愁。

我已垂垂老矣，又山不转路转地转到了美国北加州一个景色宜人的小城定居，吃住有社会补助，看病有政府保险，是实实在在的无忧无虑颐养天年。跟其他类似的时间富翁一样，我也曾因整日里无所事事而失落彷徨。不过如有神助，我很快就找到一个办法让我的枯燥残年有所寄托。

事情是这样的。一天下午，我独坐窗前面对后院里凋零的落花触景生情，感叹自己近年来身体渐趋衰弱，本来还有点味道的业余歌唱已渐觉力不从心，特别是那些飙高音的歌曲，恐怕过不了多久就会风光难再。进而想到，何不也像那些退休后埋头写回忆录的人那样，把自己的歌声收录起来，以便百无聊赖之时回味回味？于是找出一台收录机和一摞扑克牌大小的盒式磁带，权将洗澡间当录音室，关起门来自唱自录。

这收录机很有点岁数，盒式磁带也早已不再时髦，但是它们搭配起来仍自有其可取之处，就是不像刻光盘那样，必须先把声音信号数字化，储存起来，累积到一定数量再一口气刻成一盘。使用盒式磁带录音，不论录到哪里，都可以停下来，立即回放，满意了，就继续录下去，不满意，抹掉重来。对我来说，尤其有利的是，当唱到最高音时如果遇上嗓子状态不佳，声音拔不上去，或是缺乏气势，感觉不对，不必灰心丧气，休息一两天，等到飚出的高音又亮丽又富有激情时再录。所以一盒磁带录完，每一支歌听起来都显得相当完美。

说真的，用这种靠科技掩饰弱点的办法录制自己的歌声，我心中多少有些失落和无奈。但是当我第一次听完自己自录的十几首歌时，我的心情还是大好的。那些拼接起来的好声音复制了我曾有过的巅峰状态，还把我带回了昔日多次参加业余歌咏比赛与各路高手同台竞技的美好时光。我的心理年龄好像又年轻了许多。从那一刻开始，我那台被冷落了好些年的收录机又忙碌起来了，我一遇闲暇就拿它放送我自录的歌曲。说来让人笑话，我居然还常常听得有点自我陶醉！

一天中午，老伴游玩泳回家，悄悄走进厨房，见我一边做菜一边听自己的录音，还一脸的自得其乐，禁不住笑了，说道："你这些歌，都是些过了时的老调，如今的年轻人谁还爱听?你就天天孤芳自赏吧！"

她说的是实情，不过丝毫没有影响我的兴致，倒让我想起早年曾听到的一句名言："青年人活在前瞻里，老年人活在回忆中。"当时我对这话体会不深，现在倒觉得它含有至理。有道是"夕阳无限好，只是近黄昏"，哪位老人愿意老盯着紧跟黄昏而来的无边黑暗? 正是旧日那些可堪珍惜的点点滴滴才能让他们得到一些精神慰藉。所以我觉得银发老者倘能找出点自己心中的某种孤芳来，只要不招摇撞骗，守在个人天地里自赏一下又有何妨！

词朗诵初探

我对诗词情有独钟，常找出一些脍炙人口的经典词作来吟咏玩味，还专门买了一本《词谱简编》依样填写，偶有自觉得意的画瓢之作，也会自我陶醉一番。

可是对词的朗诵，我却一直摸不着门径，总以为要朗诵得很像回事，至少有两大困难。其一，经得起时光淘汰的传世之作，无不字字珠玑，凝聚着作者的心血与智慧，朗诵者若无足够的学养，能否深入理解那一字一句的精妙都是问题，更别说塑造出声音形象去感染他人。其二，词的篇幅都很有限，最长的也不过二百四十个字；但是它们的蕴涵大都相当丰富，有的作品，即便写一篇上千字的白话文也未必能将作者的胸臆阐发透辟，想通过一两分钟的原文朗诵就让人把握住作品的神髓，谈何容易!

尽管如此，我对词朗诵仍常有一种跃跃欲试的冲动。我想，既然惯常的朗诵方式表现力不足，为什么不能变革一下，另辟蹊径呢？真的是心想事成。今年二月初，我们老年公寓和华人老年活动中心都邀请我参加他们的迎春联欢演出，我就借坡下驴来了一次大胆的探索，试着以下述的表达方式朗诵了苏东坡的名篇《念奴娇——赤壁怀古》。

上阕第一句："大江东去，浪淘尽千古风流人物。"声音洪亮而稍缓，显示出雄视古今的大气与深沉。第二句："故垒西边，人道是三国周郎赤壁。"这是一段过渡，却也不宜过于平淡，我念得略带京剧道白的韵味。第三句"乱石穿空，惊涛拍岸，卷起千堆雪"声调骤然高昂激越起来，有惊雷滚地之势，让人想象到山河的雄奇壮丽。第四句："江山如画，一时多少豪杰！"这是作者的感叹，我把它念了三次，音量逐次增强，语速逐次减缓，以引导听者穿越时空，从容地回眸叱咤历史风云的世代英才。

下阕第一句："遥想公瑾当年，小乔初嫁了，雄姿英发。"此为对赤壁明星的追怀，声音平和舒缓，略带歆羡之情。第二句，"羽扇纶巾，谈笑间，樯橹灰飞烟灭"，则是对英雄伟业的激赏，我发声刚猛有力，且重复一次加以强调。第三句："故国神游，多情应笑我，早生华发。"词人写到这里，因壮志未酬白发早生而惭愧，情绪蓦然低落下来，朗诵声因之隐含苦笑而凝重低回。第四句，"人生如梦，一樽还酹江月"，忆古思今，作者对自己的坎坷经历发出了深深的慨叹，最后带着难以排解的遗恨怅然举杯，寄情江月。我将"人生如梦"四个字从强到弱逐渐变缓地重复了三次，再把"一樽还酹江月"六个字以万般无奈的低沉语气吟唱两回，以展露东坡先生内心的苍凉。

在我的这次尝试中，最具突破性的做法是对部分词句的多次重复。这来自歌曲中副歌往往要反复演唱的启迪。深情的词句一再出现，就有一咏三叹，荡气回肠的震撼力。一位喜欢古典文学的老先生当晚就打电话，夸我的朗诵使他进一步触到了苏大学士的心灵深处。话属过奖，但言中了我的追求。

闲聊残缺与人生美

人人都巴望着有个完美的人生。跻身仕途，希望步步高升，永不摔跤。下海经商，盼着财源滚滚，连年大吉。燕尔新婚的小夫妻，山盟海誓，决心终身相敬如宾，一辈子不红一次脸……倘若某个期许受挫，便觉得此生残缺不全。

追求人生完美是无可指责的，甚至应该予以鼓励。试想，多少人煞费苦心，兢兢业业地想把每一件事都做得尽善尽美尚且难以如愿以偿，若是有人安于得过且过，压根儿就没有"事不完美誓不休"的心劲，那结果自然就更难叫人满意。

然而我们又不能不实事求是地承认，完美的人生是个几乎无法实现的理想境界。就像那个有名的数学概念——极限，你可以无限地逼近它，但是永远也达不到。前人对人生有过一个总结，道是"不如意事常八九，能言人者无二三"。这个总结带有量化统计的意味，又流露了些许无奈，颇具普遍性。不论是上流精英还是基层草民，看过之后大都会因其切中自己的隐恨而感慨系之。需要指出的是，即使是该总结中能言人者的那一部分，也未必好得无可挑剔，只不过是麻烦不大，无损大局而已，与严格意义上的完美还是有一定距离的。

完美的人生如此难得，为什么天下那么多人都还活得有滋有味呢？回答这个问题无法一言以蔽之。芸芸众生，熙来攘往，各有所求，各

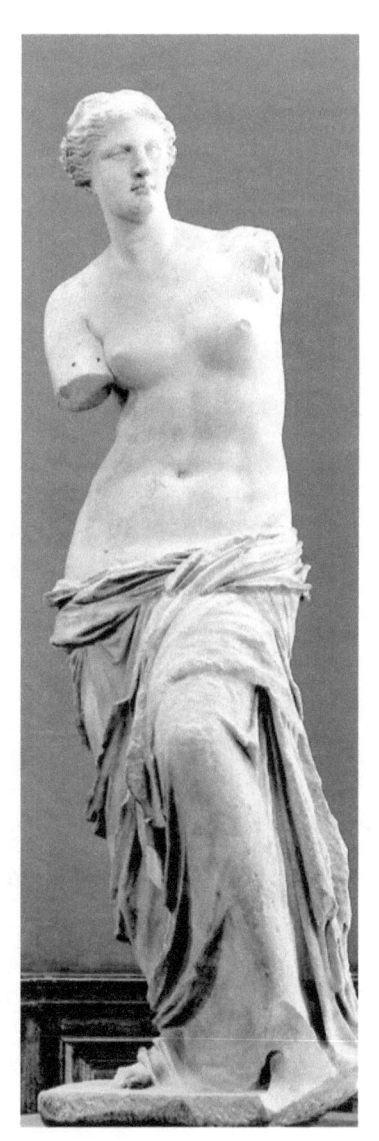

世界上最动人的

残缺美

有所为，各有所乐。支撑其生命进程的精神力量各有不同，实在难以尽述。但是有一个基本理念几乎被所有的人认同，那就是，世间万物，不完美是必然的，经常的，普遍的，属于正常状态；而完美则是偶然的，瞬时的，局部的，属于特殊情况。具体一下，就如同射击运动中的打靶比赛，每个运动员争取弹无虚发，每次都不偏不倚地洞穿靶心。而结果却总是十环者百不及一，绝大多数的着弹点都游移在靶心周围，连夺冠者都不例外。对这种并不令人满意的结局，有没有运动员指天骂地不依不饶呢？没有，他们都能泰然以待，因为他们都确认这是正常的。反过来，设若真有一位运动员枪枪正中靶心，那倒真会有不少人怀疑其中有什么手脚，而坚决要求查个水落石出。由此我们不难理解，为什么绝大多数人对失败与挫折都具有相当强的承受力和乐观态度，即使身处逆境也能满怀希望地笑迎未来。

如此说来，人生的不完美似乎仅仅是一些经常给人带来苦涩的野果。人们除了以一种宿命的心态平静地咽下去之外，别无他途。其实不然。笔者以为如果你从另一个角度来品察事物，在很多情况下，人生的不完美还别有奇妙，它能折射出某种异样的光芒，给人一种非比寻常的美感。谓予不信，且让我们先看一件举世闻名的艺术品——维纳斯女神雕像。这座雕像被人发现时双臂已然断掉，但是她那丰盈而不失典雅端庄又极富青春魅力的造型，让观者无不心醉。为了弥补断臂的遗憾，不知多少人为之设计过修复方案，包括使用先进的电脑扫描进行图像筛选，竟没有一个方案被公认比其断臂姿势更美。何以如此呢？因为任何一个复原方案都无法产生断臂带给观者的视觉冲击。正是这样的冲击能在瞬间激发人们另一层次的心灵震荡，从而对艺术品产生新的感觉。就如同脸带刀痕的英雄更让人崇敬，瘸腿的土匪头子让人更觉残暴。

回过头来我们再看人生。如果你把人生也当作一件艺术品，它不可避免地也会存在种种不完美，或者如本文开始所述，谓之残缺。这些残缺，就很有可能把一个人的一生凸显得光彩照人。两千多年前的文史学家司马迁受了腐刑之后，忍辱负重，写成了五十六万多字的历史巨著《史记》。他的一生光照千古，并因其生命的残缺更加撼动人心。近来有消息报导，中国湖北武汉市有位贫寒母亲陈玉蓉，为了让自己的脂肪肝康复到能移植给自己生命垂危的儿子，每天坚持暴走十公里，终于获得成功。此事颇让世人感动，不是因为别的母亲都缺少母爱，而是因为陈玉蓉用一种对自己近乎残忍的方式，把母爱彰显得纯真，深切而又伟大。她的后半辈子留下了创痕，可却是闪耀着圣洁的母性光辉。我们可以设想一下，假如司马迁当年并没有受过屈辱的重刑，而是在一种优裕的士大夫位置上从事文史创作，或者如今的陈玉蓉散尽家财挽救了儿子，却不曾在渺茫的希望中挣扎，也没受到残肝之痛，两人的人生就不可能像现在这样华光四射。

忽视不得的情商培育

　　情商一词，是与智商相对应的。智商指的是一个人掌控知识的能力，比如对知识的理解能力、接受能力、运用能力和创造能力等。情商表示的则是一个人立身处事的心态，诸如求知欲、进取心、刻苦精神及首创意识之类。前者之于后者，犹如体格之于意志。

　　情商与智商分属两个不同范畴，但都对人才的成长及才智的发挥起着至关重要的作用。且不说两者整体水平都低下的人肯定无法活得风光，即便是其中个别要素有缺失的人，也很难有什么异乎寻常的作为。现以智商为例。理解能力不强，那叫弱智；接受能力不强，无以饱学；不会运用知识，是为低能；创不了新，就只能当个跟着别人亦步亦趋的庸常之辈。再看情商。没有求知欲的人，无论你为他创造出多么好的条件，他也学不出好成绩来，"按着牛头不喝水"之谓也；不求进取的人，绳子拽他不走，鞭子抽他不动，有个不大雅的说法叫"死狗扶不上墙"；缺乏刻苦精神的人，舍不得熬油点灯下真功夫，总在梦想有一天轻轻松松地成功，到头来终为梦想所累；首创意识淡薄的人，不敢超越自己，更不敢超越别人，安于墨守成规，乐于随分从时，想当个闪光的角色，难矣！

　　值得一提的是，作为人身上的两大特质，情商似乎比智商更不容忽视。形象点说，如果把人体比作一部独立运行的机器，智商是它的功能，那么情商就是它的自备动力系统。这动力系统强劲有力，能保证机器长时间灵活运转，其功能就可以得到正常的发挥。否则，机器运转吃力，甚或有停摆之虞，他的本事就难以施展了。特别要强调的是，人这部机器非同一般，一旦它的自备动力系统出现问题，想以外来系统取而代之，那是既伤神又很难讨好的事情。学生中有一种人们并不陌生的现象很说明问题，那就是，大凡能起早贪黑自觉苦读而无须父母担心费力的孩子，学习成绩大都非常优秀；反倒是因为读书不专心而时常受到常父母催逼甚至责骂的孩子，学习成绩往往欠佳。由此我们不难发现一个我们一直未能正视的要点——人的情商所蕴含的内在力量乃是其成才之根本。忽视情商培育，其实是造就人才过程中十分误人前程的一大失误。试想，倘能通过科学而又系统的手段，把孩子调教得恨不得"头悬梁，锥刺股"地苦学深钻，你不让他出人头地都难，何至于让可怜的天下父母因恨铁不成钢而心力交瘁早生华发呢！

遗憾的是，这个人们并不陌生的现象，并未引起社会的足够重视。君不见，绝大多数的家长，还包括为数不少的教育工作者，当他们的孩子处于成长期时，为了挤进好学区，搬家搬得比孟母还频繁，绝对不辞劳苦；为了把孩子送进形形色色的什么令营，或是延聘高水平家教，大把大把花银子，绝对不手软；为了利用种种校外培训把孩子的课余时间填满，顾不得饥渴寒暑，带着孩子东跑西颠，绝对无怨无悔。而这一切付出的目的，只是想让孩子尽量多学一点，学得扎实一点，变得聪明一点。一言以蔽之，智商变高一点。至于与情商有关的理想的树立，品格的净化，意志的磨炼，似乎都可以忽略。

客观地说，培养青少年一代，出现上述偏差，怨不得望子成龙心切的父母们，实系以下三者使然：一曰利益驱动，二曰困难阻塞，三曰科研滞后。

利益驱动

从封建时代的科举考试到当今的人才招聘，用人者着重的都只是应试者的智商。越有文采，文凭等级越高，就越容易上榜受聘。很少有人别具视角，非要看看你到底是条汉子还是个懦夫。不客气地说，那些考核人才的考官是否真有点情商意识都是个问题。

以此，那些一心想争顶乌纱光宗耀祖，或是抢一个饭碗养家糊口的庶民百姓，自然就一头扎进书堆里，囊萤映雪地读，负薪挂角地读，凿壁偷光地读，蜗居在茅屋里点着油灯读，起五更睡半夜站在街上的路灯下读。或者，借助于各种电子工具反复读，拼着命也要打磨出一个聪明灵光会应付考试的脑瓜子来。毋庸讳言，"江山代有人才出"，每个历史时期都有一小部分出类拔萃的顶尖人物取得卓越的成就，但那只能是些情商和智商都得到了充分发展的佼佼者。至于一般人，基本上都是片面取才导向的牺牲品。

困难阻塞

现在，智商培育已成轻车熟路之势。老师推演一个公式或是定理，举几个例子示范一下，并安排些题目让学生练习，学生会了，就算见了成效。再以题海多次重复，这成效便更加巩固。情商的培育则完全是另一码事，它需要通过环境的长期濡染、浸淫，或是某种颇具冲击力的事件来撼动孩子们的心灵，使其心态发生变化。环境的长期濡染浸淫，能使近朱者赤近墨者黑，"将门出虎子"就是这个道理。猛烈的心理冲击能在人的脑子里留下难以磨灭的印记，"一朝被蛇咬，十年怕草绳"，盖因于此。

那么情商培育难，难在哪里呢？难在它的教材是社会环境而不是单单纯纯的课本。让人眼花缭乱的社会生活，无时无刻不在潜移默化地影响孩子们的情怀，有正面的，也有负面的，你却极难让辨别能力十分有限的孩子们"择善而从"。尽管学校通过文学书籍和音像制品复制各种模范人物和先进事迹来塑造学生的灵魂，可是其感化力远不如万花筒般的社会现象。年复一年日复一日接受说教式课堂教学的学生，多少都有些视听疲劳，总觉得外面的世界很精彩。所以，有时黑道哥儿们的一句话，或是一个姿态，即可废掉老师或家长若干年苦口婆心训导的成果。而这样的局面，如果没有全社会的参与而仅靠老师和家长的努力是甚难改变的。

科研滞后

现在，世界各国各级各类与育人工程相关的科研机构并不少，林林总总加起来怎么也得数以千计。应该说，他们在与智商培育有关的教材与教法的研究方面还是可圈可点的。随着科学技术的突飞猛进，各地学校的教学活动与日俱增，且日益多姿多彩，这些机构功不可没。可惜，在关于情商培育的研究上，他们就既缺乏声势，也没有什么突破性的进展，甚至对情商这个概念都未能做出明确的界定与强调以引起公众的重视。理论研究的滞后，必然导致实践活动的无据可依，无门可入，无路可走。至今世界上还没有一所学校按大纲要求编写教材，配置设备，按部就班有板有眼地开设一门情商教学课程，就是无言的佐证。

攻克情商培育的难关殊属不易，需假以时日是不争的事实。但这并不意味着眼下我们在这方面无法有所作为。比如让孩子玩玩具，趁机寓情商教育于娱乐中，花点心思编几句台词，有意识地引导孩子增强好奇心、自信心或耐心，不是比只教孩子玩耍技巧或仅以玩耍消磨时光更有意义？再比如当孩子成功或失败时，父母若能很冷静理智地总结经验，吸取教训，显然比浅薄的喜形于色或垂头丧气更有益于孩子的心理健康。生活是多元化的，社会也自有它的复杂性，其中可为情商培育提供教材的元素很多。这里的关键是我们必须把情商培育摆上它应有的地位，并为之注入必要的心血。说来有意思，这里最需要的恰恰正是父母自身的高水平情商——坚定不移的信念和百折不挠的毅力。

老年生活也可以过得精致些

人到了退休养老的年龄，生理机能与心理机能都会逐年衰退，这是自然规律，谁都无法回避。因此，不少老年人都不无悲观地觉得自己已经活到这个份儿上了，再折腾啥都没戏，不如饿了就吃，困了就睡，像遛弯儿时，找个清静的去处绕它几圈，懒得动弹了，往电视机前一坐，捡那对味儿的电视剧一集一集地看，不动脑子不费力，消磨完时光了事。

人老了，精气神不复当年，有这种想法倒也无可厚非。可是笔者还是认为，除去一部分健康状况不佳，确实需要静养的人外，那些尚有余勇可贾的老者，未必一定要生活得那么简单粗放。他们完全可以以一种比较积极进取的心态来安排自己每天的日程，在力所能及的前提下，让自己过得稍精致一些。

当然，这里所说的精致也不是非得达到很高的水平，让人有惊可叹，只是在你乐意做的事情上稍用点心，下些功夫，争取在一段时间的"学而时习之"之后，有所悟，有所得，有所乐。比如练习书法，当你展纸动笔之时，不要漫不经心地随意涂写，先定下一个目标，是学写横画，竖画还是弯钩，然后再反复地练，并注意总结经验，吸取教训，找出如何将它写好的门道来。如此坚持下去，从练笔画到练单字，再到练条幅，一步一步往前探，天长日久，你的书艺岂有不长进之理！又比如养花，不要只满足于想起它来浇点水，瞧它长势不对劲了施点肥，到了一定的季节看看花开花谢；最好能花点心思，研究一下你侍弄的几种花草各有什么习性，看看如何合理浇水，如何科学施肥，怎么控制日照量才能使它茁壮有生机。做完这番功课，熬过三冬六夏，不仅你的园艺技巧能与时俱进，你还能跟你朝夕相处的花花草草建立起风雨相依枯荣与共的感情来。再比如唱歌，很多老年人都乐意参加。但是这个看似人人都能来两下的娱乐活动，大部分未经专业训练的人都不大得其要领，特别是在运气发声这个环节上。如果你在开场前做点案头工准备，看看有关歌唱技巧方面的基础教材，知道了练声是该用腹式呼吸，并以腹部和胸部肌肉的力量推送气体上冲声带使之发声，而不是憋着嗓子硬吼，你唱起歌来就会感到底气足，不易累。久而久之，你便会发现自己的歌喉圆润饱满且带有一定的美声色彩……类似的例子很多，老年朋友若有兴趣，自己都能想出好些，而且也能模拟出将每一项活动开展得有板有眼有声有色的套路来。

把老年生活过得精致一些，需要费点心劳点力。这对于早已谈不上年富力强的老人来说，可能不那么轻而易举，但也不至于造成多大伤害；倒是可以说，它们是有益于健康的。费心，就是动脑子。经常思考点问题，琢磨点门道，是公认延缓痴呆的有效途径。劳力，就是搞点体力劳动，每天都因为某种需要而抬抬胳膊动动腿，身子骨自然也不容易僵化。至于生活规律化，更是延年益寿的要诀。人届暮年，还能头脑灵活，身板硬朗，这是胜过坐拥万贯家财的莫大福分。而这些，只需要精致一下自己的日常生活即可得到，何不试它一试！

精致的老年生活不仅有益于健康，还能为老人们增添不少乐趣。

设想一下，假如你的书艺水平有了明显的提高，偶尔写出一幅有些气韵的字来，竟让自己惊喜不已，于是将它装入镜框，挂到墙上，得空便自赏自怜一番，你还不一脸灿烂！倘若再来一位志趣相投的朋友夸上几句，喜滋滋的你会更加临池不辍。还可以设想一下，一个常爱哼几句小曲的人，经过一段时间有指导的练习，果然得到一些正确的发声门径，唱起歌来远比之前的"原生态"中听，兴来之时，自会情不自禁地飙两嗓子（一如戏迷之不唱不快），其中以歌寄情的自得其乐和余音盈室的自我陶醉，还不让人飘飘欲仙！

　　精致的老年生活是老年人自己创造的，从中得到的收益是老年人自己努力的成果。这种成果源于一种内心的喜好与热衷，因而能历久弥新绵长不衰。这是金钱买不到的，也是子女的孝顺难以替代的。它需要的只是老年人的自信和坚持。而这两点，对于历尽命途坎坷，饱经世事沧桑的过来人而言，应该比年轻人更具有体认上的优势，想必不难做到。

　　愿天下的老年朋友都能把自己的生活安排得精致一些，让自己时时都沉浸在一种品位不俗又充满情趣的氛围之中。

知不足者才能有所作为

"知足者常乐"，是人在不得志又不如意时，别人进行开导，或是当事人自我宽慰的常用语。斯文淡定，颇具达人贤者风范，流传甚广，也从未听说有谁提出异议。说来也是，无论命运如何多舛，也不管处境多么艰难，你都觉得自己得到了最大的满足，不乐又从何而来呢？

然而我一直觉得这句看似颠扑不破的劝世箴言，其实是很值得商榷的。很明显，它在疗伤止痛之时，还带了些瓦解斗志消磨雄心的副作用。相比之下，我倒是想宣扬一下另一种较为健康积极的理智观念——"知不足才能有所作为"。为此，我在下面摆出三个方面的例证。

先看科技发明方面的。

从根本上说，人类社会在科学技术上的每一次跨越，都是基于对现状的不满足。因为不满足，才有人去琢磨新点子，探索新路子，科技进步才有了可能。早期人类嫌钻木取火费时费力，改用一触即发的火镰击石；近代人用厌了火柴，整出个轻巧精致的打火机。人们觉得听广播只有声音不见图像，不大够味儿，便发明了音像俱全的电视。黑白电视颜色单调，久了，看着硬是不爽，就又有人赋予它五颜六色，于是流光溢彩的彩电粉墨登场……类似的例子不胜枚举，而且还在日新月异地层出不穷。

那么，这些不断提高人们生活质量的科技成果是怎么得来的呢？它来自一代代富有革新精神的科技人员为打破旧框框，开启新天地而进行的艰难跋涉，来自他们超凡的智慧，辛勤的汗水，甚至宝贵的生命。

如果另是一番情景，人人都把老祖宗留下来的东西看作完美得不容任何更改，并且志得意满地乐在其中，我等恐怕至今都还停留在茹毛饮血的蛮荒时代。

再看文艺创作方面的。

一位知名演员透露，有一部话剧他演过一百多场，几乎每场都有些小小的改动。因为每演完一场他都会发现，有的细节还有做进一步的打磨的必要，于是一次又一次煞费苦心地探寻新的演法。结果，剧中那个人物的血肉越来越丰满，整台戏也越来越耐看。我们不妨设想一下，如果这位演员面对每次落幕时的掌声和鲜花，都陶醉得以为自己已达到了演艺的巅峰，根本没有再作改进的余地，他的戏恐怕就没有什么生命力了。陈佩斯在春晚上演小品，有个吃面的情节让十几亿中国人笑得捧腹，但让他毫不走样地为你连演一百次，你还笑得起来吗？

还可以想想，当年曹雪芹写《红楼梦》，在身体和生活条件都相当差的情况下，整整花了十年的苦功进行增删修改，终于成就了中国文学创作历史上一部精彩得让众多后世学者当作专门学问倾毕生精力进行探究的旷世杰作。他自己深有感触地说："字字看来都是血，十年辛苦不寻常。"不难想见，在那漫长而艰难的三千六百多个日日夜夜，他必定是每天都呕心沥血地伏案走笔，逐字逐句地反复推敲。他为什么要这样耐着寂寞苦熬十载？当然是他觉得自己写成的东西还有些地方达不到他心目中的审美要求，总希望通过进一步的加工使之臻于完美。曹雪芹的伟大恰恰就在这里，不但不以知足为乐，为了实现艺术上的自我突破，甚至不辞贫病，自讨苦吃。

最后，我们看社会变革方面的。

人类社会从最初简单贫困的原始部落发展到今天复杂纷繁的现代世界，历时大约七八千年。期间有多种力量推动历史演进，社会变革的推动作用尤为突出。让我们把历史翻回到1776年。那一年，居住在现今美国东北部十三个州的欧洲移民，在华盛顿等人的领导下，经过长期的艰苦奋战，终于摆脱英国人的殖民统治，建立了一个社会形态颇具创新精神的民主国家——美利坚合众国。当时，这个刚刚诞生的合众国在独霸世界的大英帝国眼里，只不过是个浑身乳臭的毛头小子，不足为虑。谁能料到，就是这个小子，成长得异乎寻常地茁壮，只用了一百来年的时间，就把老迈衰朽的英国挤得靠边站，自己一跃而登上了全球霸主的宝座，而且久盛不衰！

美国人的奇迹是怎么出现的？正是他们的开国先贤们清楚地意识到欧洲流行已久的君主立宪政体并不是十分理想的权力结构，其治下的臣民也没有享受到充分的人权，因而制定了以人人平等自由为基础的联邦宪法，确立了立法、司法与行政三权分立，相互促进又相互制约的新型治国体制。正是这史无前例的巨大变革使她的国民充满活力和创新精神，使她的国家机器能健康而高效地运转。两百多年来的世界现代史反复证明，华盛顿等政治精英针对旧有的社会组织形态和社会意识形态存在的缺欠所进行的大胆无私无畏又充满睿智的重塑，是人类社会发展史上具有经典意义的一页。

再让我们把历史翻回到1978年。这一年，中国在与世隔绝了三十年之后，实行改革开放，重新敞开大门。顷刻间，充满创新活力的市场元素汹涌而至，源源不断，势不可挡，使得中国的经济以平均每年将近百分之十的增长率高速腾飞了三十多年还气势如虹，一扫多年贫穷落后的旧面貌。当今世界上所有的大国强国富国都为之惊羡。君不见今日之寰宇，当钱包鼓鼓的中国旅游大军奔向世界各个角落时，有哪个国家不是笑脸相迎？当经济危机的阴影一再笼罩全球时，有哪个国家不把求助的目光投向中国？中国，这个被近代列强掠夺、欺侮、嘲讽了一百多年的文明古国，终于让某些西方政客越来越感到威胁；遍布世界各地的炎黄子孙终于得到了应有的体面与尊严。这让人始料未及的伟大复兴从何而来？不正是来自以邓小平为首的一批胸怀变革之志的党和国家领导人痛感解放后的三十年中没完没了的政治运动，把一个本来就一穷二白的国家折腾得更加积弱难振，老百姓苦得连吃饭穿衣都要用票证加以限制，与西方国家的差距已不止五十年，于是在粉碎"四人帮"后，果断停止无中生有的阶级斗争，坚定不移地把工作重心转移到经济建设上来。邓小平去世后，外界对他的评论褒贬不一，但有一点是不容任何人置疑的，那就是倘若他也像他的前任那样总把中国的形势看成一片大好，总以为自己的领导绝对正确，谁有微词就整谁，中国绝不可能像今天这样岿然跻身于世界强国之林，风光无限。

写到这里，我该打住，但是还想问一句：看过上述几个例证，您还觉得"知足者常乐"这句话真的值得推崇吗？

将您的书稿交给最专业的出版人打理

壹嘉出版由前商务印书馆教科文出版中心主任、百花文艺出版社及新星出版社副总编辑、《散文》月刊主编刘雁创办。

刘雁具有丰富的出版经验，卓越的编辑眼光，和深厚的行业背景。她的出版生涯中，曾获得众多专业奖项，其中包括四个国家级奖项：她所主编的《散文》曾两次获国家期刊奖，她所策划的《重新发现社会》获2010年国家图书馆文津图书奖，总销售量已达50万册以上。她还因责编诺贝尔文学奖得主大江健三郎的《别了，我的书》而获得鲁迅文学奖最佳翻译文学编辑奖。她为商务印书馆策划的"自然丛书"中，多种图书获国家级奖项，得到读书界高度好评。

刘雁于2015年9月在加州旧金山创办壹嘉出版，致力于推广海外华文写作与阅读。目前壹嘉出版已经陆续推出"海外华文写作丛书"、"中华人文读本"等系列图书，同时承接自费出书及国内出版代理。欢迎接洽。联系方式：（510）320-8437，1plus@1plusbooks.com.

更多信息，敬请访问壹嘉出版网址 www.1plusbooks.com。